노태호의 알기 쉬운 심전도 4

장성원 지음

알기 쉬운 심전도

제 3 판

심전도 한걸음 더

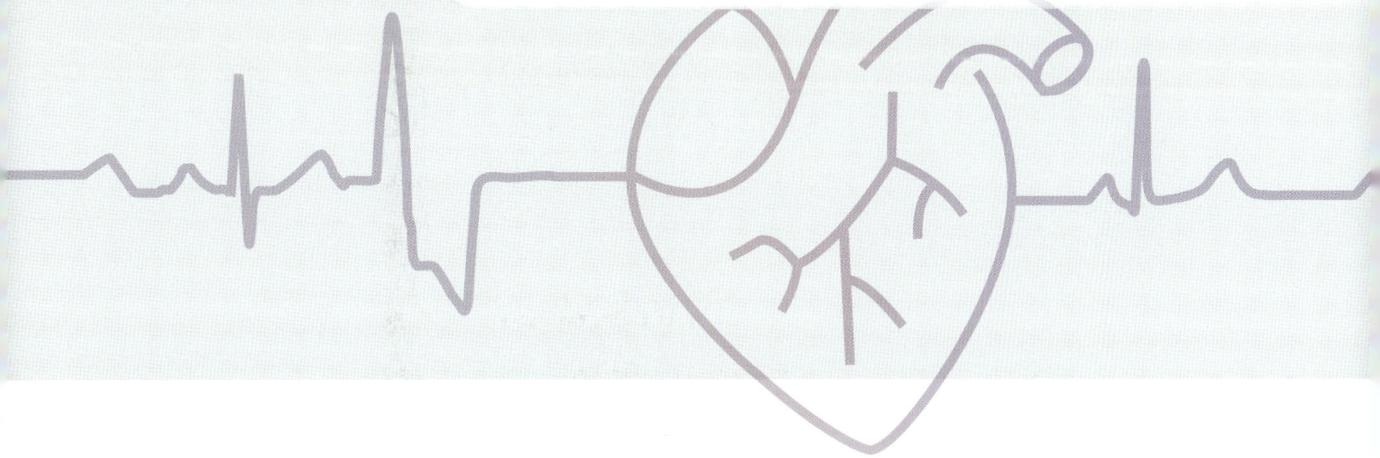

당신을 전문가로 만들어줄 심전도 지식 38개

ECG One Step Further

도서출판 **대한의학**

◆◆◆ 약력

장 성 원

1994년 가톨릭의대를 졸업하고 동 대학원 의학박사 학위를 취득했다. 1999년부터 내과 전문의로 일했으며, 현재 가톨릭의과대학 교수로 은평성모병원 심장혈관병원장을 맡고 있다. 2007년 노태호 교수와 함께 성바오로병원에서 심전도와 부정맥 강의에 참여한 것을 시작으로, 2008년부터는 전국적으로 확대된 '알기 쉬운 심전도 - 부정맥을 중심으로' 연수강좌를 개최하여, 일선 의료인들이 부정맥의 진단과 치료에 보다 쉽게 접근할 수 있도록 강의와 집필에 힘쓰고 있다.

◆◆◆ 3판 머리말

독자들의 호응에 힘입어 3판을 내게 되었습니다. 개정판은 이전의 내용을 모두 포함하며, 세 개의 장을 추가하였습니다. 추가한 내용은 De Winter와 Wellens 징후, 심근경색에서 동반되는 전도차단, 그리고 4기 차단(Phase 4 block)입니다. De Winter와 Wellens 심전도는 ST분절 상승 심근경색에 준하는 위급한 관동맥 혈류 흐름의 차단을 시사하는 소견입니다. 둘째로, 심근경색에서 동반되는 전도차단 심전도를 추가하였습니다. 마지막으로 4기 차단은 발작성 방실차단을 설명하는 이론입니다. 형식은 이전과 마찬가지로 문답식을 유지하였으며 쉽게 설명하려고 애썼습니다. 아무쪼록 이 책이 심전도에 대한 흥미를 불러일으키고 독자들의 실력이 향상되는데 기여하기를 바랍니다.

매년 심전도 연수강좌에 참석해주시는 모든 분들께 이 자리를 빌어 감사의 말씀을 전합니다.

2025년 1월

장 성 원

◆◆◆ 2판 머리말

독자들의 호응에 힘입어 개정판을 내게 되었습니다. 개정판은 이전의 내용을 모두 포함하며, 다섯 개의 장을 추가하였습니다. 추가한 내용은 각차단, 모비츠 1형 동방차단, 삼섬유속 차단, 쿠멜 법칙, 염전성 심실빈맥입니다. 내용의 연속성을 고려하여 중간에 삽입하였습니다. 각차단은 기본적인 내용이지만, 전공의들이 의문을 갖는 상세한 부분까지 설명하였습니다. 나머지 장은 심장학회 심전도 세션의 좌장을 맡으면서 거론되는 내용 중, 임상에서 자주 접하거나, 원리를 알게 되면 심전도 이해를 도울 수 있는 주제를 신중하게 골랐습니다. 형식은 이전과 마찬가지로 문답식을 유지하였으며 쉽게 설명하려고 애썼습니다. 아무쪼록 이 책이 심전도에 대한 흥미를 불러일으키고 독자들의 실력이 향상되는데 기여하기를 바랍니다.

매년 심전도 연수강좌에 참석해주시는 모든 분들께 이 자리를 빌어 감사의 말씀을 전합니다.

2020년 6월

장 성 원

◆◆◆ 1판 머리말

심전도 연수강좌를 매년 진행해오면서, 수강생들의 열의에 놀라곤 합니다. 사실 제가 처음 공부할 때를 생각하면, 오늘날에는 비교할 수 없을 정도로 좋은 교재가 많습니다. 기술의 발전으로 그림 편집과 출판이 과거에 비해 쉽고 간편해졌기 때문입니다. 하지만 심전도를 배우고자 하는 갈망이 있어도, 차분히 책을 한 권 독파하기란 쉽지 않습니다. 저자의 입장에서는 가능한 모든 내용을 골고루 빠짐 없이 담고 싶고, 독자들은 부담을 갖는 것 같습니다. 수업시간이나 연수강좌는 일방적인 강의가 되기 쉬워서 아쉬움이 남습니다.

이 책은 심전도 기초지식이 있는 학습자들에게 한 단계 높은 내용을 전달하기 위해 썼습니다. 학생이나 전공의에게 자주 하는 질문 30개를 추려서 가능한 쉽게 설명하였으며, 이전 시리즈의 형식을 따라 문답식으로 꾸몄습니다. 이 책은 실습 나온 학생, 전공의들과 나눈 무수한 질문과 대답의 결과물입니다. 임상에서 흔히 마주치는 증례를 선별하였으며, 기본 개념과 용어를 정확히 파악하는 데 중점을 두었습니다. 각 장은 특별한 순서가 없으므로 궁금한 제목이 있다면 먼저 읽어도 상관 없습니다. 또한 내용이 겹치는 부분이 있더라도 반복 설명을 하였습니다.

심전도는 외울 필요가 없는 학문입니다. 처음 원리를 이해하는 약간의 진입장벽만 넘어선다면, 퀴즈를 풀 듯이 흥미를 갖고 심전도를 대할 수 있습니다. 부디 이 책이 보다 체계적인 심전도 책으로 넘어가는 징검다리가 되고, 심전도에 대해 호기심을 갖는 계기가 되기를 바라는 마음입니다.

부정맥에 관해 대단한 열정을 갖고, 많은 영감과 가르침을 주시는 노태호, 이만영, 오용석 교수님들께 이 자리를 빌어 감사를 드리며, 심전도 증례를 모으는데 도움을 준 임성민, 김주연, 최영 선생에게도 고마움을 전합니다.

2017년 2월

장 성 원

◆◆◆ 목차

01 Chapter

각차단
(Bundle Branch Block)

첫 번째 장에서는 각차단에 대해 알아봅시다. 먼저 심근 내 정상전도계에 대해 말해볼까요?

방실결절과 히스속을 지난 후에는 좌각과 우각으로 나뉘고, 좌각은 다시 전섬유속과 후섬유속으로 나뉩니다.

섬유속까지는 생각하지 말고, 좌각과 우각까지만 다루어보겠습니다. 좌각차단과 우각차단의 심전도 특징을 말해볼까요?

우각차단은 좌측유도인 I, aVL, V5-6에서 넓고 깊은 S파가 관찰되고, 우측유도인 V1은 RSR 패턴을 보입니다. 좌각차단은 좌측유도에서 넓고 높은 R파가 관찰되고, 우측유도에서는 넓고 깊은 S파가 관찰됩니다.

그렇게 보이는 원리를 하나씩 짚어봅시다. 그림 1-1은 정상전도계의 모식도입니다. 히스속을 지난 전도는 좌각과 우각으로 나뉘는데, 이때 심실중격의 기저부를 흥분시키는 전기적 자극은 좌각에서 나갑니다. 따라서 왼쪽에서 오른쪽 방향의 벡터가 생깁니다. 이것이 좌측유도에서 보면 Q파로 나타납니다. 이어 좌심실과 우심실로 동시에 전기적 자극이 전달되는데, 좌심실이 훨씬 근육량이 많기 때문에 전체적인 벡터의 합은 좌측으로 향합니다. 이것이 R파를 형성합니다. 물론 좌측유도를 기준으로 그렇습니다.

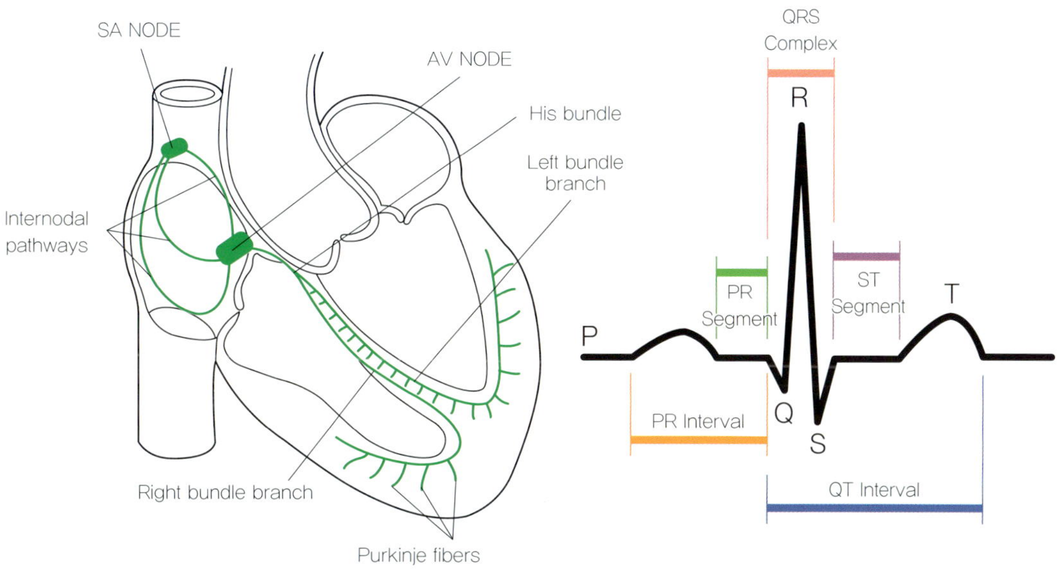

그림 1-1　정상전도계와 QRS모양의 비교

방실결절과 히스속을 지난 심전도는 우각과 좌각으로 나뉜다. 좌각은 다시 전섬유속과 후섬유속으로 나뉘는데, 여기서는 이를 표시하지 않았다. 좌각은 심실중격 기저부에서 가지를 뻗친다. 이로 인해 심실중격은 왼쪽에서 오른쪽 방향으로 전도되고 좌측유도에서는 Q파로 관찰된다. 우각은 심첨부에 이르러서야 가지를 뻗친다. 좌심실과 우심실은 동시에 전도되나, 좌심실의 비중이 크므로 벡터는 좌측을 향하고 좌측유도에서 R파로 관찰된다. 심실전도는 좌심실 외벽의 기저부와 우심실유출로에서 끝난다. 이때 왼쪽에서 오른쪽 방향으로의 벡터가 우세하므로 좌측유도에서 S파가 관찰된다.

S파가 관찰되는 이유는 무엇인지요?

심실 전도의 마지막은 좌심실 외벽의 기저부에서 마무리되는데 이것이 좌측유도에서는 멀어지는 방향이기 때문입니다.

우측 유도에서 본다면 모든 것이 반대가 되나요?

정상적인 전도를 V1을 중심으로 살펴보면 그림 1-2와 같습니다. 위쪽 심전도를 참조합시다. 맨 처음 심실중격의 기저부 전도는 왼쪽에서 오른쪽으로 향합니다. 이것이 V1에서는 R파로 관찰됩니다. 이후 좌심실과 우심실로 동시에 전도되는데 좌심실이 크기 때문에 이번에는 멀어지는 방향이라 S파가 됩니다.

우각차단이 되면 어떻게 되나요?

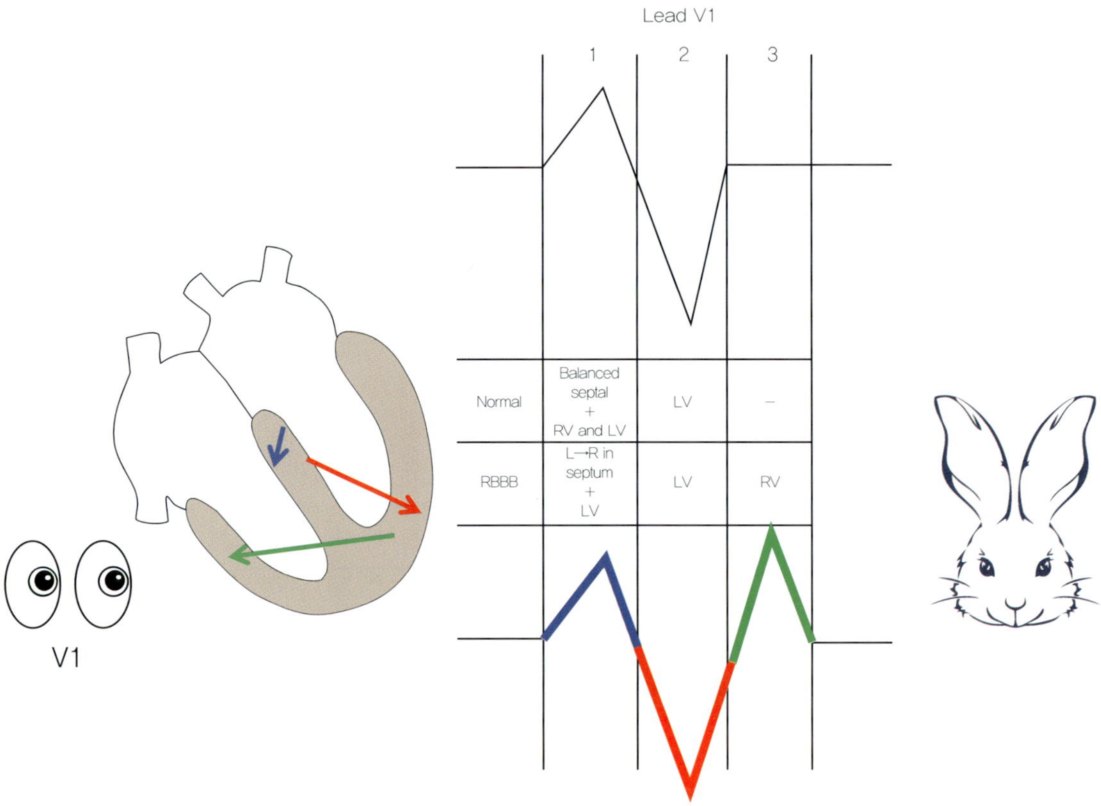

그림 1–2 우각차단

우각차단에서 전도경로는 다음과 같다. 먼저 좌각에 의해 심실중격이 왼쪽에서 오른쪽 방향으로 전도된다(파란색 화살표). 이는 V1에서 정상전도와 동일한 모양으로(R파) 표시된다. 이후 좌각을 통해 좌심실로 전도되어(빨간색 화살표) S파로 나타난다. 우심실은 뒤늦게 전도되면서 V1에서는 오는 방향이라 R'으로 나타난다(초록색 화살표). 이를 토끼 귀에 비유하며, 심실중격보다는 우심실이 크므로 R'은 R보다 항상 크다. 즉, 토끼의 왼쪽 귀가 크다.

그림 1–2의 아래쪽 심전도를 보면서 생각해봅시다. 우각차단이 되면 좌심실이 먼저 흥분하고 우심실로 전달되기 때문에, 우심실로 향하는 벡터가 시간상으로 뒤로 밀리게 됩니다. 따라서 이전에는 S파에 숨어서 보이지 않았던 positive deflection이 뒤로 밀리면서 R'파로 나타납니다. 알파벳 M자를 닮은 모양을 RSR'이라고 표현하는데, 선행하는 R이 R'보다 작기 때문에 rSR' 또는 rsR'과 같이 쓰기도 합니다. 토끼 귀에 비유하기도 합니다.

후행하는 R이 더 큰 이유는 무엇인가요?

선행하는 R(파란색), 즉 토끼의 오른쪽 귀는 심실중격 전도를 반영하고, 후행하는 R'(빨간색), 토끼의 왼쪽 귀는 우심실 전도를 반영합니다. 심실중격보다 우심실이 덩어리가 크기 때문에 왼쪽 귀가 항상 더 큽니다.

오른쪽 귀가 더 큰 경우도 있나요?

우측관상동맥이 막히는 심근경색에서 후벽을 침범하면 R이 R'보다 더 큽니다. V1 심전도를 위아래를 뒤집어서 보면 R파는 Q파가 됩니다. 이렇게 거울상으로는 Q파에 해당하므로 우각차단이 있는 환자에서 발생한 후벽심근경색을 의미합니다.

좌각차단의 경우도 설명해주세요

좌각차단은 우심실 전도가 먼저 일어나고, 이후는 일관되게 왼쪽 방향으로 전도됩니다. 좌심실 전도를 의미하는 negative deflection이 뒤로 밀리는 형태가 됩니다. 따라서 V1은 전부 음전되는 모양입니다(그림 1-3).

우심실로 먼저 전도되는 벡터가 있으니까, V1에서 R파가 조금이라도 있어야 하지 않나요?

V1에서 처음 보이는 R파는 심실중격이 좌각에서 분지된 섬유에 의해 왼쪽에서 오른쪽 방향으로 전도되는 벡터를 의미합니다. 그런데, 좌각차단이 되면 심실중격이 좌측에서 먼저 탈분극되지 않기 때문에 이 방향의 벡터가 없어서, V1에 R파가 없어집니다. 좌각차단에서 V5-6의 Q파가 없어지는 것도 같은 원리입니다.

그런데 좌각차단 심전도를 보면 V1에서 R파가 아주 작게 보이는 경우도 있습니다.

예리하게 관찰했군요. 맞아요. 좌각차단인데 V1에서 작은 R파가 보이는 경우가 있습니다. V1은 우심실과 아주 가깝기 때문에 우심실로 전도되는 벡터가 V1에 기록되어 R파가 나타날 수 있습니다. 이 R파는 심실중격 전도와는 무관합니다.

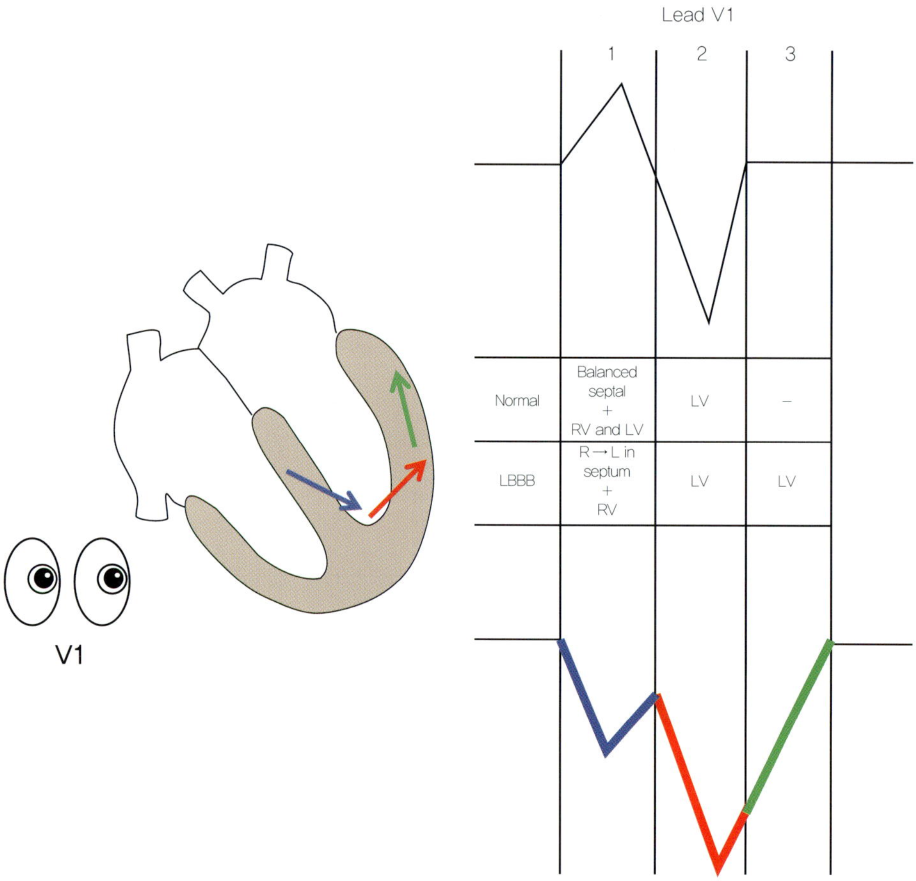

그림 1-3 좌각차단

좌각차단의 전도경로는 다음과 같다. 좌각차단이 있으므로 심실중격전도는 더 이상 왼쪽에서 오른쪽 방향이 아니다. 따라서 R파는 없어진다. 우심실 전도는 심첨부에서 시작하여 왼쪽과 오른쪽으로 동시에 전도되는데, 좌심실이 크기 때문에 우측유도에서는 전체적으로 음의 방향으로 꺾인다. V1에서는 R파가 없거나 있더라도 아주 작다. 이는 심실중격 전도를 반영하는 것이 아니고, V1과 인접한 우심실전도를 나타낸다.

그러면 V6유도, 즉 좌측유도에서는 각차단이 어떻게 기록되는지 그림 1-4를 보면서 생각해봅시다. 우각차단의 V6를 살펴봅시다.

폭이 넓고 깊은 S파가 관찰됩니다. 이것은 우심실로 뒤늦게 전도되는 것으로 좌측유도에서는 멀어지는 방향이기 때문에 negative deflection이 됩니다.

맞아요. 같은 식으로 좌각차단도 설명해볼까요?

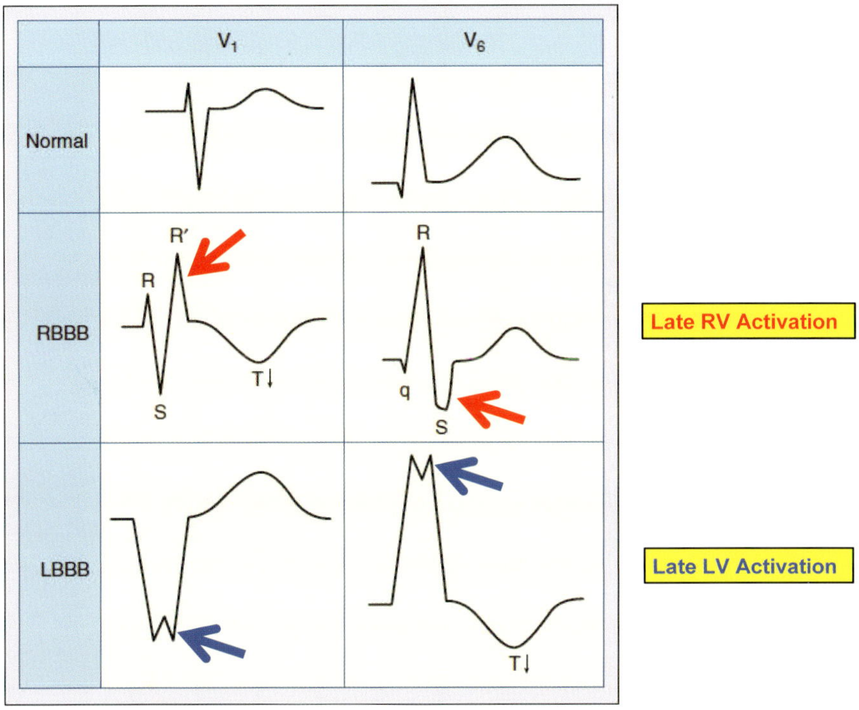

그림 1–4 **각차단**

우각차단의 우측유도에서 관찰되는 R'과 좌측유도에서 관찰되는 넓고 깊은 S파는 모두 우심실이 뒤늦게 탈분극되면서 보이는 현상이다. 좌각차단의 우측유도에서 S파가 넓고 깊게 관찰되고 R파가 넓고 높게 관찰되는 이유는 모두 좌심실이 뒤늦게 탈분극되기 때문이다.

좌각차단에서 V6는 좌심실이 뒤늦게 전도되기 때문에 R파가 넓고 높습니다.

맞습니다.

그런데, V6의 R파에는 홈이 있어 M자 모양으로 보입니다. 이 홈은 왜 있는 건가요?

좌심실 전도는 오른쪽에서 왼쪽으로 일관됩니다. 심실중격에서 심첨부, 그리고 외벽 쪽으로 전도됩니다. 이때 심첨부의 근육 덩어리가 약간 줄어들기 때문에 홈이 형성됩니다(그림 1–5).

각차단을 공부하면 항상 discordant 또는 secondary change라는 말이 나오는데 이게 무슨 뜻인가요?

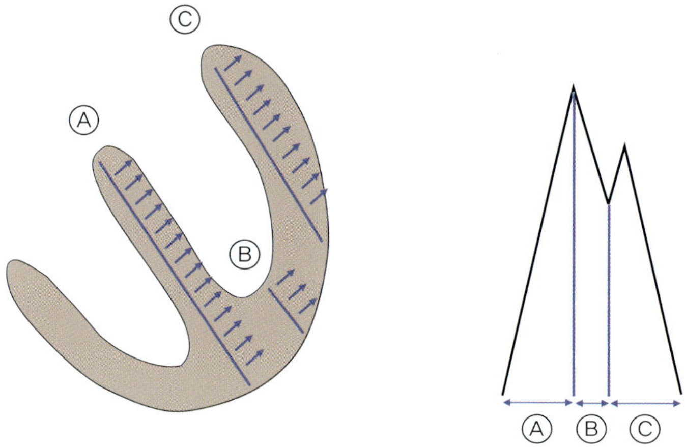

그림 1-5 좌각차단에서 보이는 홈(notch)

좌각차단의 좌측유도는 전반적으로 R파가 넓고 높은데, 가운데 홈이 관찰된다. 중간에 홈이 관찰되는 이유는 좌심실로 전도될 때 심첨부를 지나면서 근육질량이 감소되었다가 증가하기 때문이다. 따라서 전체적으로는 모두 양의 값(positive deflection)을 갖지만 가운데 홈이 형성된다.

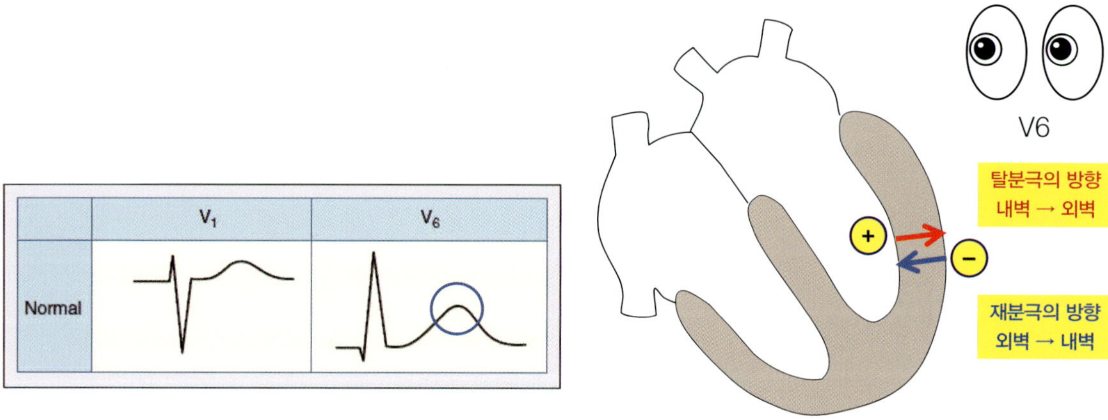

그림 1-6 정상전도에서 관찰되는 concordant ST-T wave

정상 전도경로를 통해 심근수축이 일어나는 과정은 다음과 같다. 탈분극은 심근 내벽에서 외벽으로, 재분극은 심근 외벽에서 내벽 방향으로 일어난다. 좌측유도에서 볼 때 탈분극은 양이온이 오는 방향이므로 R파는 positive defleciton이고, 재분극은 음이온이 멀어지는 방향이므로 반대의 반대가 되어 T파도 역시 positive이다.

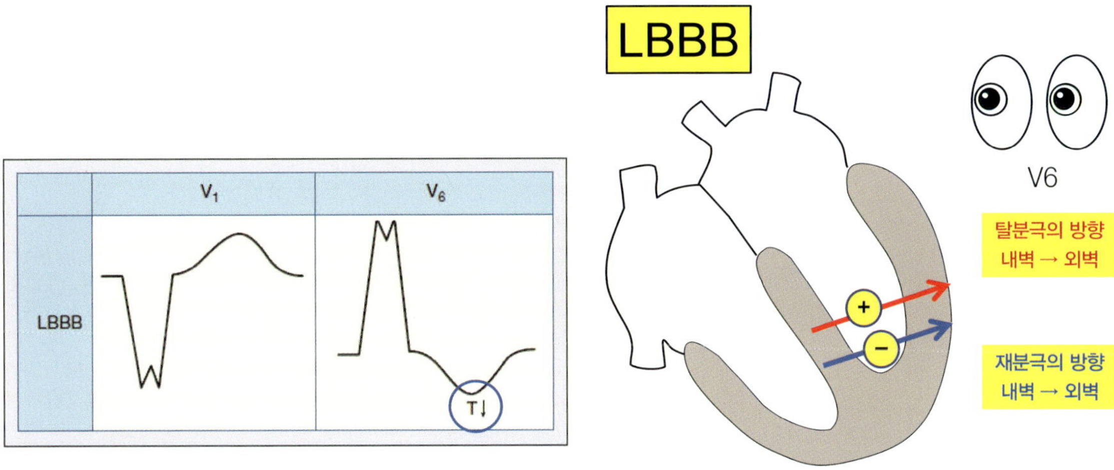

그림 1-7 좌각차단에서 관찰되는 discordant(secondary) ST-T wave

좌각차단의 심근수축은 다음과 같다. 좌심실의 전도는 정상전도계를 이용하지 못하고, 우심실에서 근육으로 전달된다. 따라서 탈분극과 재분극이 모두 오른쪽에서 왼쪽, 즉 내벽에서 외벽 방향이 된다. 좌측유도의 경우 재분극은 음이온이 오는 방향이 되므로 T파는 역위된다.

먼저, 정상적인 전도에서 탈분극과 재분극에 따른 QRS와 T파의 방향을 살펴봅시다(그림 1-6). 탈분극은 심장근육의 내막에서 외막으로 향하고, 재분극은 반대로 외막이 먼저 되고 내막으로 향합니다. 즉, 탈분극은 양의 전기가 내막에서 외막으로 향하므로, 좌측유도에서 볼 때 오는 방향입니다. 따라서 R파가 우세합니다. 재분극은 좌측유도에서 볼 때 음의 전기가 멀어지는 방향이므로, 반대의 반대가 되어 T파는 positive deflection이 됩니다. 좌각차단이 되면 탈분극과 재분극이 모두 심근내벽에서 외벽으로 향합니다. 탈분극은 같지만 재분극은 좌측 유도에서 볼 때 음의 전기가 다가오는 관계로 T파가 역전됩니다(그림 1-7). 우각차단도 마찬가지 원리입니다(그림 1-8).

각차단이 있는 쪽의 유도에서 볼 때 항상 T파는 R파와는 반대방향이네요?

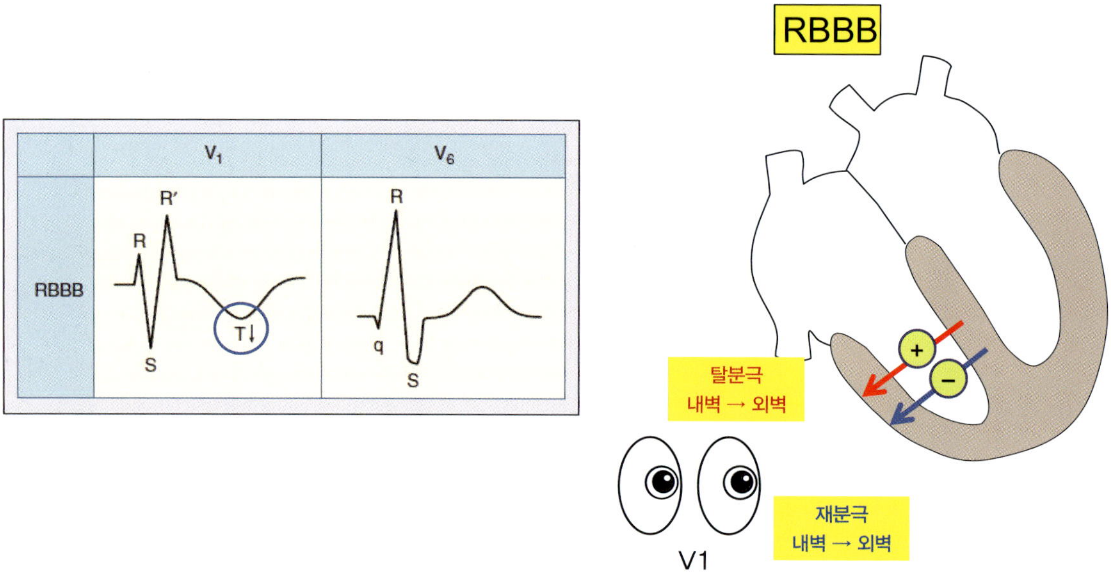

그림 1-8 **우각차단에서 관찰되는 discordant(secondary) ST-T wave**

우각차단의 심근수축은 다음과 같다. 우심실의 전도는 정상전도계를 이용하지 못하고, 좌심실에서 근육으로 전달된다. 따라서 탈분극과 재분극이 모두 왼쪽에서 오른쪽, 즉 내벽에서 외벽 방향이 된다. 우측유도의 경우 재분극은 음이온이 오는 방향이 되므로 T파는 역위된다.

그렇습니다. 각차단에서 T파는 R파와 반대방향인 게 정상이죠. 그래서 이 현상을 discordant change라고 부릅니다. 각차단에 의해 이차적으로 나타나는 것이므로 secondary change라고 부르기도 합니다.

각차단에서 보이는 T파의 역전(inversion)은 허혈성 변화라고 생각하면 안 되겠네요?

각차단이 있으면 T파가 같은 방향일 때 오히려 허혈성 변화를 의심해야 합니다. 이 경우 concordant 또는 primary T wave change라고 부릅니다. 끝으로, 우각차단과 좌각차단의 전형적인 심전도 예를 그림 1-9와 1-10에서 살펴보시기 바랍니다.

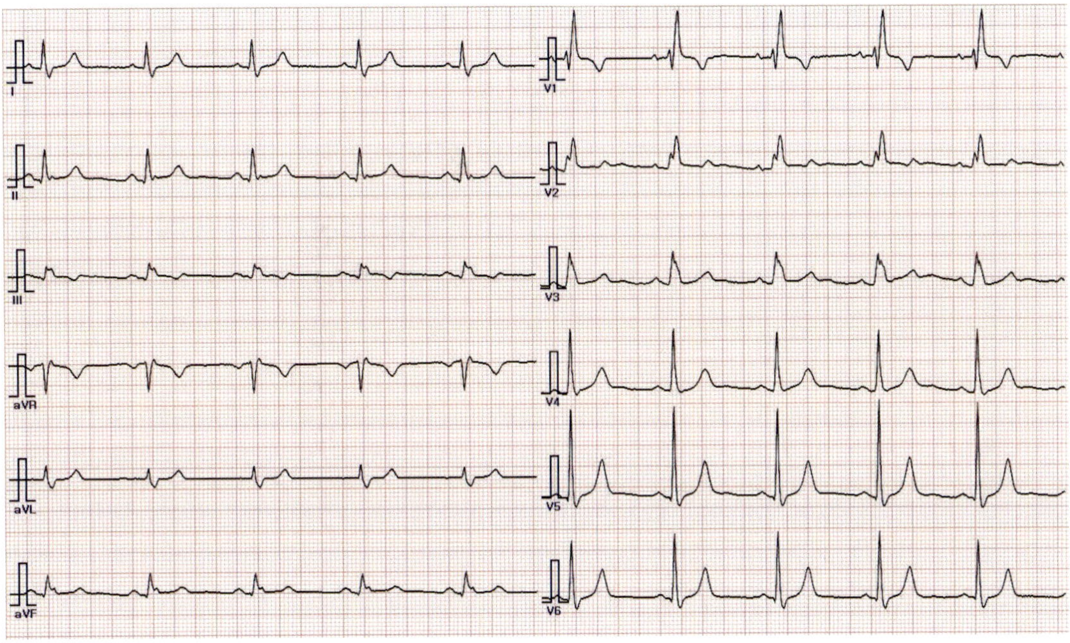

그림 1-9 **우각차단 심전도**

좌측유도인 I, aVL, V5-6에서 깊고 넓은 S파가 관찰되고, 우측유도인 V1은 rSR' 형태다.

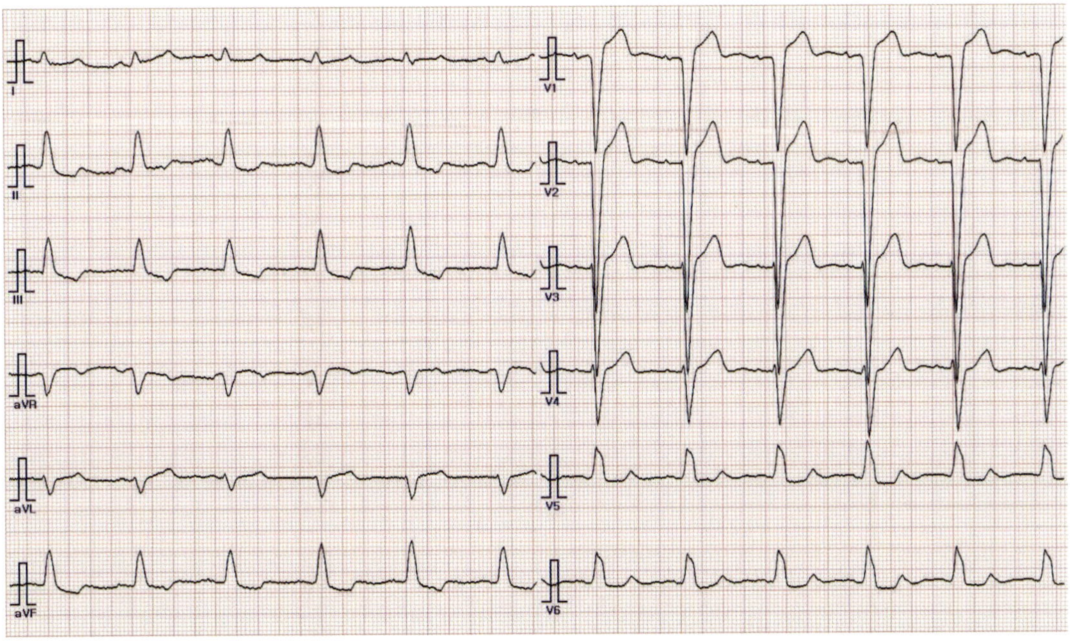

그림 1-10 **좌각차단 심전도**

우측유도인 V1은 넓고 깊은 S파가, 좌측유도인 V5-6은 넓고 높은 R파가 관찰된다. 또한 V5-6은 Q파가 없는데, 이는 좌각차단으로 인해 심실중격이 왼쪽에서 오른쪽 방향으로 전도되지 않기 때문이다.

Chapter 02

조기박동이냐 조기흥분이냐 (Premature Beat vs. Pre-excitation)

조기박동(premature beat)과 조기흥분(pre-excitation)의 차이점을 알고 있나요?

조기박동은 많이 들어 보았고요, 조기흥분도 들어 보았는데 질문을 받으니까 헷갈리네요.

사실 둘은 뚜렷한 차이가 있는데, 뜻밖에 혼동하는 경우가 많지요. 한글은 더 헷갈리기도 합니다. 우선 조기박동에 관해 설명해 볼까요?

조기박동은 원래 맥박보다 빨리 나오는 박동을 말합니다.

원래 맥박이라고 표현한 건 동율동을 말하는 것이겠죠? 그럼 어디서 나오나요?

심방에서 나오면 APC, 심실에서 나오면 VPC라고 합니다.

잘 알고 있네요. 먼저 용어에 관해 설명해 봅시다. 조기박동은 기인하는 부위에 따라 심방조기박동(atrial premature beat, APB), 심실조기박동(ventricular premature beat, VPB)으로 부릅니다. 또는 박동 대신 수축(contraction)이라는 용어를 쓰기도 합니다. 하지만 심전도에서 보이는 QRS는 엄밀히 말하면 박동도 수축도 아니므로 'complex'라는 용어를 선호합니다. 한글은 '복합체'입니다. 약자는 APC, VPC로 씁니다. 실제로 APB, VPB보다는 APC, VPC(또는 PAC, PVC)를 더 많이 사용합니다. 그럼 그림 2-1과 2-2를 설명해볼까요?

그림 2-1은 조기박동 앞에 P파가 관찰되고 QRS도 정상입니다.

QRS가 정상이라는 것은 어떤 의미지요?

QRS폭이 120 ms 이하를 말합니다.

맞아요. 그리고 APC의 P파는 보통 T파에 섞여서 뚜렷하지 않은 경우가 많습니다. 이때는 T파의 모양을 비교해서 모양이 다르다면 P가 융합된 것으로 생각해야 합니다. 그림 2-1에서 화살표로 표시한 박동이 APC이므로 잘 관찰해 보세요. 그림 2-2의 조기박동은 어떻게 다르지요?

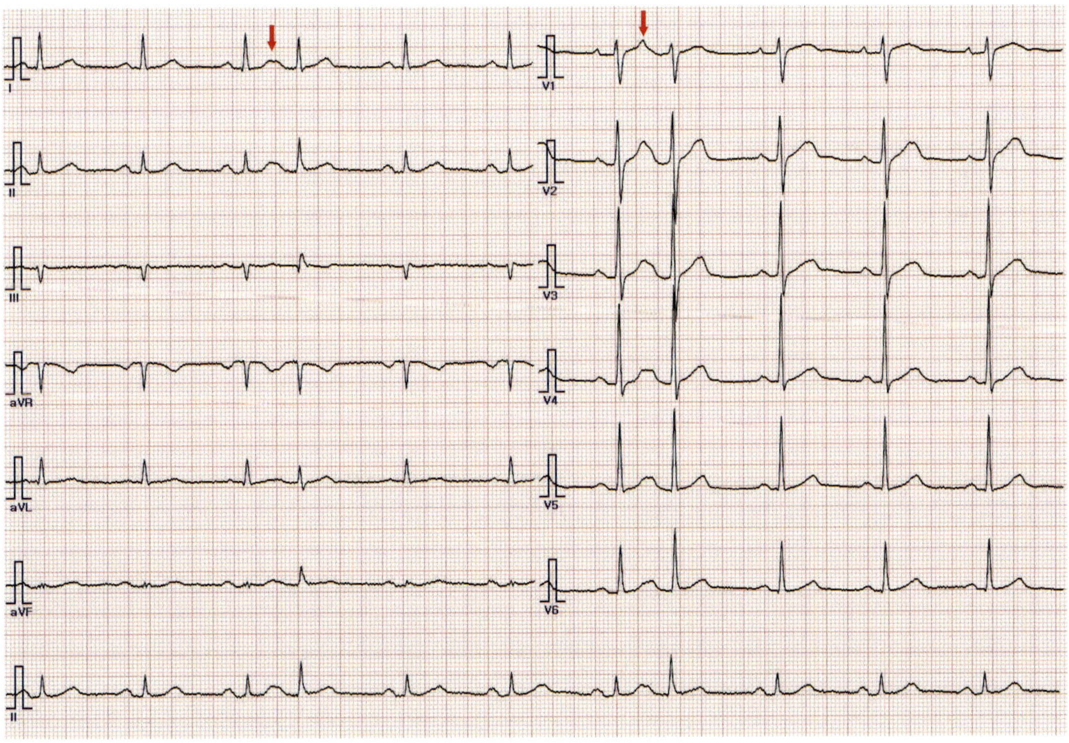

그림 2-1 심방조기박동(Atrial premature complex)

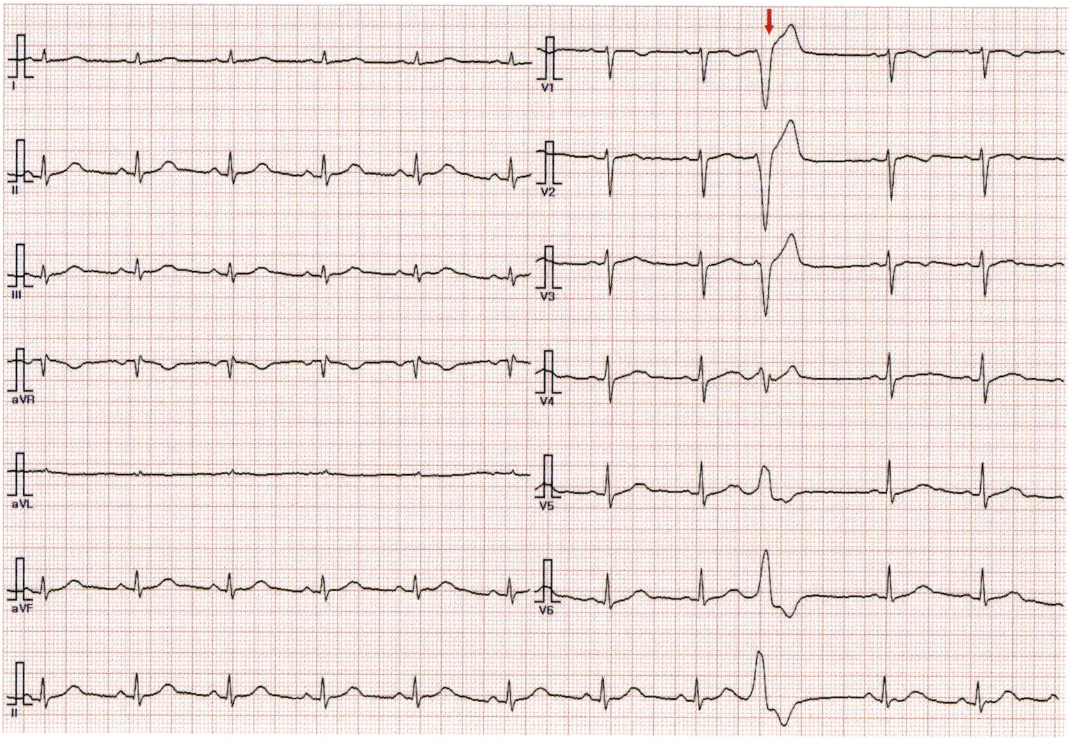

그림 2–2 심실조기박동(Ventricular premature complex)

QRS가 넓고 앞에 P파가 관찰되지 않습니다.

그것이 VPC의 특징입니다. 만약 조기박동의 모양은 APC와 같은데, 앞에 P가 없다면 뭘까요?

방금 APC의 P파가 이전 T파에 섞이면 잘 안 보일 수 있다고 하셨는데요.

그런 경우 말고 아예 선행하는 P가 없는 것을 묻는 거예요. 이를 접합부조기박동(junctional premature complex, JPC)이라고 합니다. 조기박동을 만들어낼 수 있는 부위는 크게 세 가지로, 심방, 심실, 접합부라고 알아 두세요. 접합부는 사실 방실결절과 히스속을 포함하는 용어입니다. 둘 중 어디서 기인하는지는 체표심전도로는 알 수 없으므로 접합부라고 뭉뚱그려서 말합니다.

그러면 접합부조기박동은 심실로만 전달되나요?

그렇지 않습니다. 심방으로도 전달이 되는데, 접합부에서 박동이 시작되었으므로 심방과 심실에 동시에 전달되기 때문에 보통 P파가 QRS 안에 숨어버려서 관찰되지 않습니다. 다만 심방과 심실로 전달되는 속도에 차이가 있는 경우에는 P파가 QRS 조금 뒤에, 또는 조금 앞에 나타날 수도 있습니다. 이를 역행성 P파라고 하는데, 다른 장에서 별도로 설명하겠습니다.

조기흥분은 뭔가요?

델타파라고 들어보았나요?

들어는 보았는데 정확히는 모르겠습니다.

조기흥분은 심실이 조금 빨리 탈분극하는 것을 말합니다. 여기서 '빨리'란 '방실결절을 통해 내려가는 자극보다 빠르게'라는 뜻입니다. 심방과 심실 사이에는 무엇이 있지요?

승모판과 삼첨판이 있습니다.

이 승모판과 삼첨판의 둘레에는 각각 승모판륜, 삼첨판륜으로 부르는 고리(annulus)가 있는데, 이 섬유조직은 절연체이므로 전기가 통하지 않습니다. 따라서 심방을 흥분시킨 자극은 오로지 방실결절을 통해서만 심실로 전달될 수 있습니다. 전기가 방실결절을 지나는 시간은 심방 또는 심실에 비해 상대적으로 깁니다. 이 시간이 체표심전도에 나타나는 것이 뭘까요?

PR간격입니다.

맞습니다. 방실결절은 아주 작은 크기의 조직이지만 전도시간이 상대적으로 느리므로 PR간격에 평평한 부분이 생기는 것입니다. 심실 전체가 흥분하는 QRS폭과 PR간격을 비교해 보면, 방실결절을 지나는 시간이 얼마나 느린지 알 수 있지요. 부전도로(accessory pathway)는 들어 보았나요?

방실결절 이외에 심방과 심실을 잇는 전도로로 알고 있습니다.

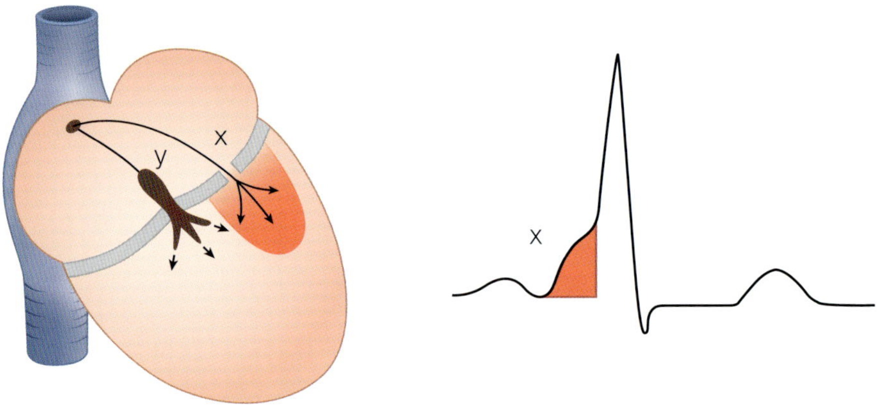

그림 2-3 델타파(pre-excitation)를 설명하는 모식도

부전도로는 심장근육과 비슷한 전도 성질을 갖기 때문에 방실결절보다 전도 속도가 빠르지요. 따라서 부전도로가 있는 부위의 심실은 방실결절과 히스, 푸르킨예 섬유를 거쳐 오는 전기자극이 도달하기 전에, 부전도로를 통해 전기자극이 먼저 전달되어 탈분극이 일어납니다. 이것을 조기흥분이라고 하고 심전도에는 델타파로 관찰되는 것입니다(그림 2-3).

왜 델타라고 부르는지 알 것 같습니다.

이때 PR간격을 측정해 볼까요?

델타파가 없을 때와 비교해 짧습니다.

Q또는 R파가 시작하는 부위에 조기흥분되는 델타가 관찰되므로 PR간격이 짧아집니다. 이렇게 체표 심전도에서 델타로 관찰되는 부전도로가 빈맥을 일으키는 경우 WPW증후군이라고 부릅니다. 이런 현상을 처음 기술한 학자의 이름인 Wolff-Parkinson-White의 머리글자를 딴 것이지요. 그림 2-4는 조기흥분이 관찰되는 12유도 심전도입니다.

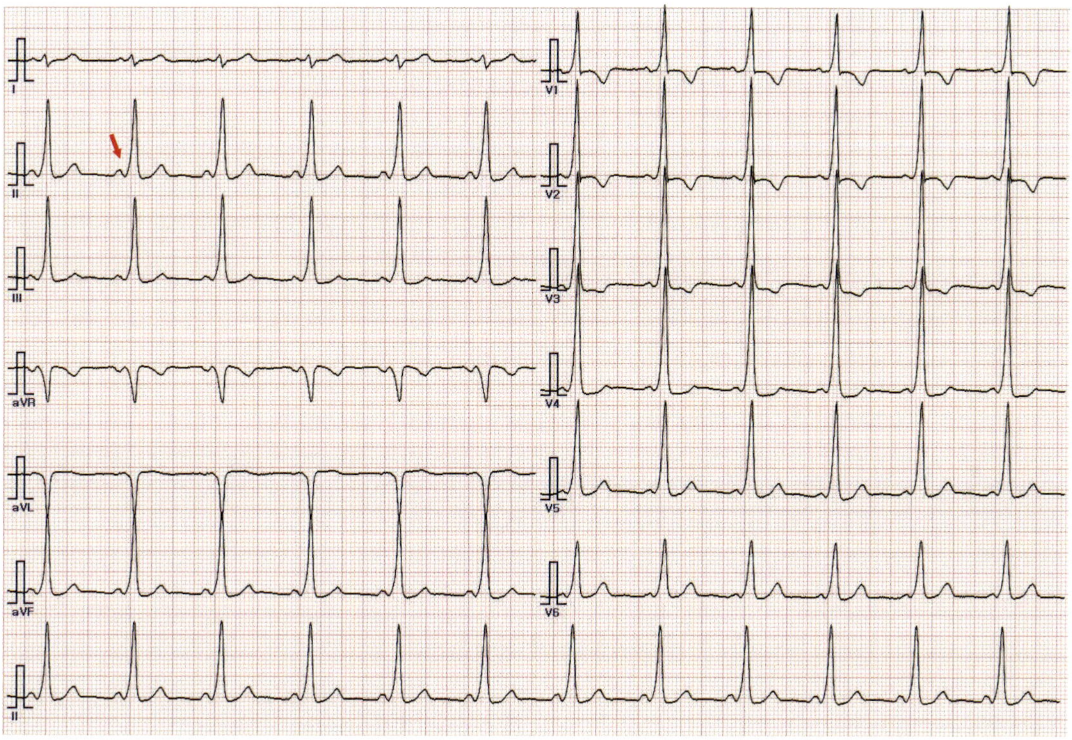

그림 2-4 델타파가 관찰되는 WPW증후군 환자의 심전도

조기박동의 명명법

조기박동이 두 개 연달아 나오면 couplet, 세 개 연달아 나오면 triplet이라고 부른다. 세 개가 연달아 나오는 triplet부터 빈맥으로 부른다. 즉 심방조기박동이 세 개 연달아 나오면 심방빈맥, 심실조기박동이 세 개 연달아 나오면 심실빈맥으로 부른다. 조기박동이 하나 걸러 하나씩 나오면 bigeminy, 세 개당 하나씩 나오면 trigeminy라고 한다.

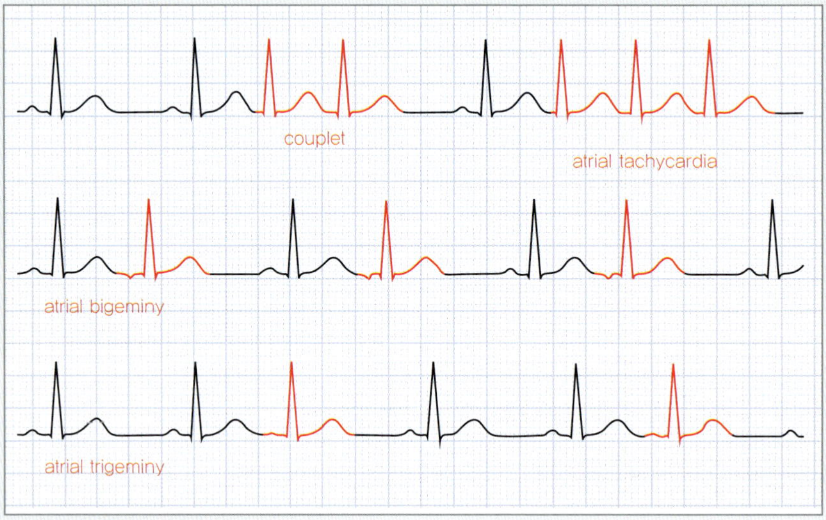

– = PACs

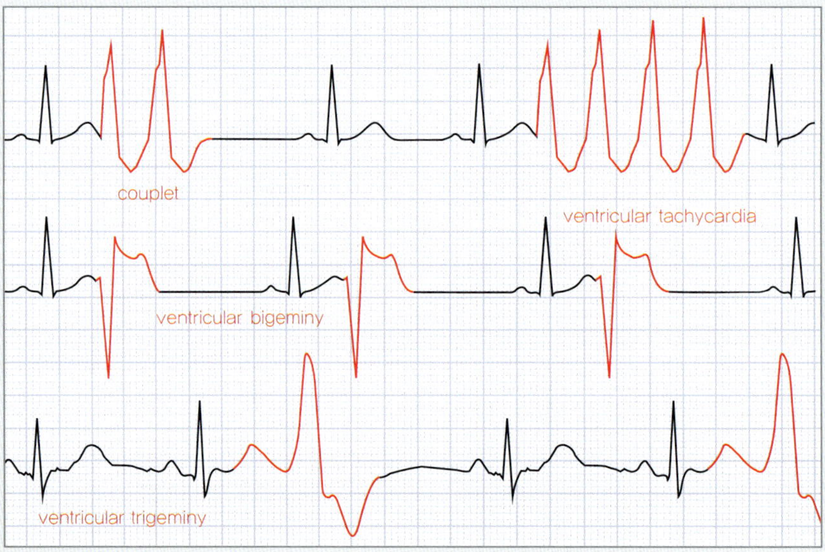

– = PVCs

Chapter 03

APC 같은데 왜 QRS가 넓은 거죠?

- 편위전도(Aberrant Conduction)

2장에서 심방조기박동(APC)은 QRS가 정상(<120 ms)이고 앞에 P파가 선행하며, 심실조기박동(VPC)은 QRS가 넓고 선행하는 P파가 없다고 배웠습니다. 그런데 어떤 경우에는 조기박동 앞에 분명히 P파가 있는데, QRS가 넓은 경우가 있습니다. 왜 그런가요?

좋은 질문입니다. 결론적으로 말하면 편위전도(aberrant conduction) 때문입니다.

편위전도요? 처음 듣는데요?

APC는 세 가지 운명이 있습니다. APC에서 관찰되는 P파는 동율동에서 관찰되는 것과는 모양이 다릅니다. 이소성 P(ectopic P)라고 하는데, P'으로 표시해 봅시다. 먼저 2장에서 배운 대로 APC가 정상적으로 전도되는 것입니다(그림 3-1A). 즉 P' 뒤에 정상 QRS가 보이는 것이지요. 둘째는 P'파 뒤에 넓은 QRS가 따라오는 것이고(그림 3-1B), 마지막으로 P'파 뒤에 QRS가 없는 것입니다(그림 3-1C).

왜 그런가요?

불응기라고 들어 보았나요?

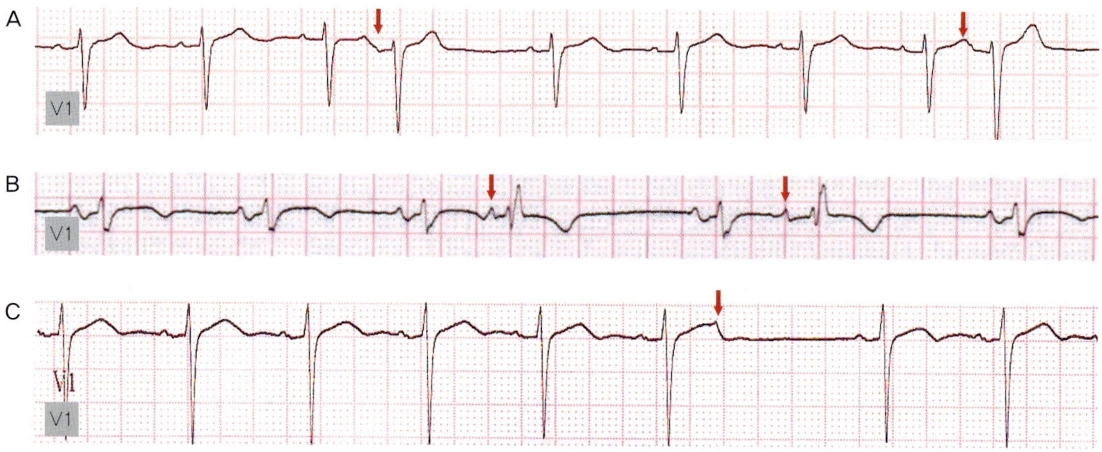

그림 3-1 심방조기박동의 운명

그림에서 A는 정상적으로 전도된 심방조기박동, B는 편위전도된 심방조기박동, C는 전도되지 않은 심방조기박동이다. 빨간 화살표는 이소성 P파를 가리킨다.

한번 탈분극되고 나면 다음 탈분극이 될 때까지 외부 자극에 반응하지 않는데, 이 기간을 불응기라고 합니다.

정확합니다. 만약 APC가 생겼는데, 방실결절이나 히스가 불응기에서 벗어나지 못한다면 어떻게 될까요?

P'파가 전도되지 않겠지요.

그림 3-1C가 바로 그런 경우입니다. 방실차단처럼 보이지요? 그래서 blocked APC라고 부릅니다. 하지만 엄밀히 말하면 APC가 너무 빨리 생겼기 때문이지, 방실전도에 문제가 있는 것은 아닙니다. Block이라는 표현을 쓰면 방실전도에 문제가 있다는 의미를 내포하기 때문에 non-conducted APC가 더 정확한 표현이라고 하는 사람들도 있습니다.

그런데 자세히 보지 않으면 P'파가 없는 줄 알겠어요.

T파 속에 숨기 때문에 그렇습니다. 이런 현상은 P'파가 아주 일찍 나왔을 때 나타나므로 더욱 그렇습니다.

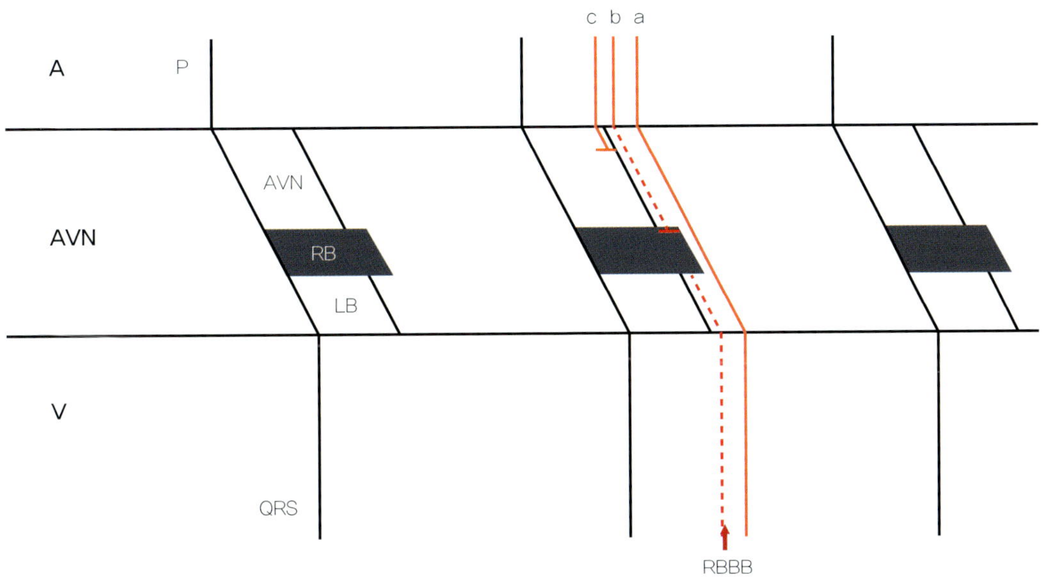

그림 3-2 **편위전도의 ladder diagram**

편위전도는 좌각과 우각 불응기에 차이가 있을 때 발생한다. 그림에서 a는 모두 불응기에서 벗어나서 정상전도 되는 것이고, c는 방실결절이 불응기에서 벗어나지 못해 아예 심실전도가 일어나지 않은 것이다. 편위전도를 나타내는 것은 b로 여기서는 우각이 불응기에서 벗어나지 못한 경우를 가정하였다.

A, atrium; AVN, atrioventricular node; V, ventricle; RB, right bundle; LB, left bundle; RBBB, right bundle branch block

잘 알겠습니다. 그러면 이제 P'파가 보이고 QRS는 넓은 경우를 설명해 주실 차례입니다.

그림 3-2는 방실전도를 모식화한 사다리 그림(ladder diagram)입니다. 그림에서 a로 표시한 것이 정상적인 QRS를 보이는 APC이고, c로 표시한 것이 non-conducted APC입니다. 방실결절이 불응기일 때 P'파가 생겼음을 알 수 있습니다. 일단 방실결절과 히스를 통과하고 나면 다음 전달되는 곳은 어디인가요?

우각과 좌각입니다.

그런데 이 우각과 좌각은 각각 불응기가 다를 수 있습니다. 그림 3-2에서는 우각의 불응기가 긴 것을 가정하였습니다. 그림 3-3에서와 같이 전기가 방실결절은 지났으나, 우각은 불응기에서 못 벗어났고 좌각만 벗어났다면, 전기는 좌각으로만 전달된 후 좌

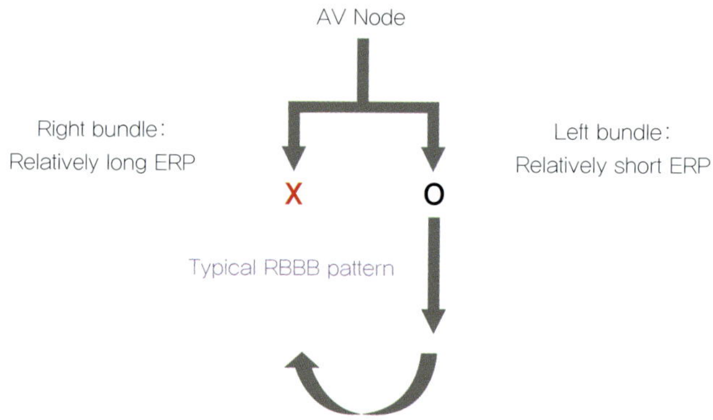

그림 3-3 편위전도의 모식도

우각이 좌각보다 불응기가 길 경우 방실결절에서 전달된 전기자극은 좌각을 통해 전도된 후 우심실로 전도되면서 전형적인 우각차단 형태의 QRS모양을 나타낸다.
AV, atrioventricular; ERP, effective refractory period; RBBB, right bundle branch block

측 심실근육을 탈분극시키고 우측으로 전달됩니다. 이때 QRS 모양은 우각차단의 모양이 됩니다. 이런 현상을 편위전도라고 합니다. 실제로는 각차단이 있는 것이 아닌데, 다만 불응기에서 벗어나지 못해 각차단처럼 보이므로 기능적 각차단(functional bundle branch block)으로 부르기도 합니다. 다시 돌아가서 그림 3-1B를 볼까요? QRS모양이 어떤가요?

V1에서 rsR패턴인 것으로 보아 우각차단 같습니다. QRS폭도 넓구요.

맞아요. rsR에서 왼쪽 토끼귀가 더 크지요?

그런데 불응기는 항상 우각이 좌각보다 긴가요?

좋은 질문입니다. 여기서는 우각의 불응기가 긴 예를 들었지만 좌각의 불응기가 긴 경우도 물론 있습니다. 그때는 좌각차단의 형태를 보이는 편위전도가 생기겠지요. 자, 이제는 넓은 QRS가 모두 심실에서 기인하는 것이 아니라는 것을 배웠습니다. 편위전도(aberrant conduction)를 꼭 기억하세요. 여기서 지식을 조금 더 넓혀 봅시다. 만약 APC가 아니라 심실상성빈맥과 같이 연달아 나오는 경우에 편위전도가 동반된다면 어떨까요?

그렇다면 넓은 QRS빈맥이 되는 건가요?

이때는 심실상성빈맥이지만 넓은 QRS를 보이니까 심실빈맥과 감별이 필요합니다. 편위전도는 방실결절에서 전달된 전도가 각차단이 나타나는 것이므로 넓은 QRS라고 해도 전형적인 우각 또는 좌각차단과 모양이 일치합니다. 반면 심실빈맥은 심실에서 기인하므로 모양이 각차단과는 다르지요. 전형적인 각차단의 QRS 모양은 1장을 참조하기 바랍니다.

04
Chapter

VPC 뒤에 P파가 보입니다
- 역행성 P파(Retrograde P Wave)

2장에서 심방조기수축(APC)과 심실조기수축(VPC)에 대해 배웠는데, 혹시 VPC 뒤에 P파가 따라오는 걸 본 일이 있나요?

글쎄요, APC와 감별하기 위해 앞에 P파가 있는지는 살펴보았지만, 뒤에 따라오는지는 자세히 본 적이 없습니다.

방실결절의 전기자극은 심방에서 심실방향으로 내려가는 것이 정상입니다. 그렇다면 같은 길을 타고 심실에서 심방으로 가는 것은 어떨까요?

반대방향으로도 전도가 되는 것이 정상인가요?

그렇지는 않습니다. 반대방향으로 전도되는 것을 역행성 전도(retrograde conduction)라고 하는데, 이것은 있을 수도, 없을 수도 있습니다. 여기서는 역행성 전도가 있는 경우를 생각해 봅시다. VPC가 역행으로 전도되면 방실결절을 지나 심방으로 전달되겠지요? 이때 심방수축의 시작점은 어디가 될까요?

방실결절의 위치가 심방중격의 하방에 있으니까 이곳부터 수축이 시작될 것 같습니다.

이때 P파는 어떤 모양이 될까요?

잘 모르겠습니다.

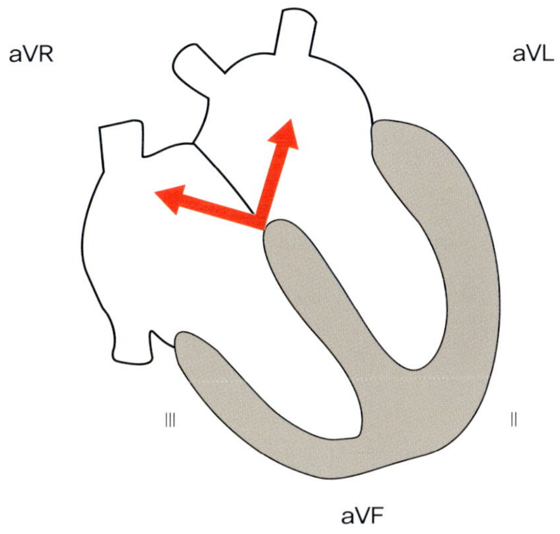

그림 4-1 역행전도

방실접합부에서 역행전도되는 전기자극이 심방수축을 일으키면, 그 시작점이 우심방의 아래쪽, 심방중격이 있는 부위가 된다. 여기서 시작된 전기는 양쪽 심방의 측면 위쪽을 향해 전도된다. 따라서 II, III, aVF에서는 멀어지는 방향이며 aVR, aVL에서는 다가오는 방향이 된다.

그림 4-1을 참조해서 머릿속으로 그림을 그려보세요. 양쪽 심방의 가운데 아래쪽에서 탈분극이 시작되어 부챗살 모양으로 사방으로 퍼져나가는 모습을 상상할 수 있나요? 이때 소위 하부유도라고 하는 II, III, aVF의 입장에서 볼 때는 전도가 다가오는 방향인가요, 멀어지는 방향인가요?

멀어지는 방향입니다.

그러면 P파는 음이 되겠지요? 동율동은 우상방에서 좌하방으로 벡터가 형성되니까 보통 이 하부유도는 양입니다. 동율동일 때 양으로 보이는 유도가 음으로 보이니까 쉽게 구분할 수 있을 겁니다. 그리고 aVR과 aVL에서 볼 때 전도 방향은 어떻지요?

유도가 있는 곳으로 다가오는 방향입니다. P파가 양으로 나타날 것 같습니다.

그렇습니다. aVL은 동율동일 때도 양이니까 같지만, aVR은 동율동에서는 절대 양일 수가 없는 유도인데 양으로 관찰되니까 마찬가지로 쉽게 구분할 수 있습니다. 이제 그림 4-2를 봅시다. VPC 뒤에 작은 홈(notch)이 관찰되는데, 자세히 보면 II, III, aVF는 음이고 aVR, aVL은 양입니다. P파를 구분할 수 있겠어요?

네. 설명을 듣고 보니 P파가 보입니다.

이것을 '방실결절을 타고 올라가는 역행성 P파'라고 부를 수 있습니다.

그러면 방실결절 이외의 경로로 심방으로 전달되는 수도 있나요?

물론입니다. 2장에서 배운 부전도로를 생각해 보세요. 델타파는 심방에서 심실방향으로 전달되는 부전도로가 있을 때 관찰되지만, 이 부전도로가 심실에서 심방으로 전도가 가능하다면 부전도로를 통한 역행성 P파가 보일 수도 있지요. 역행성 P파는 심실상성빈맥을 감별하는 데 많은 도움을 줍니다. 여기서는 역행성 P파의 개념을 확실히 해 두고, 감별진단에 응용하는 것은 다른 장에서 다루도록 하겠습니다.

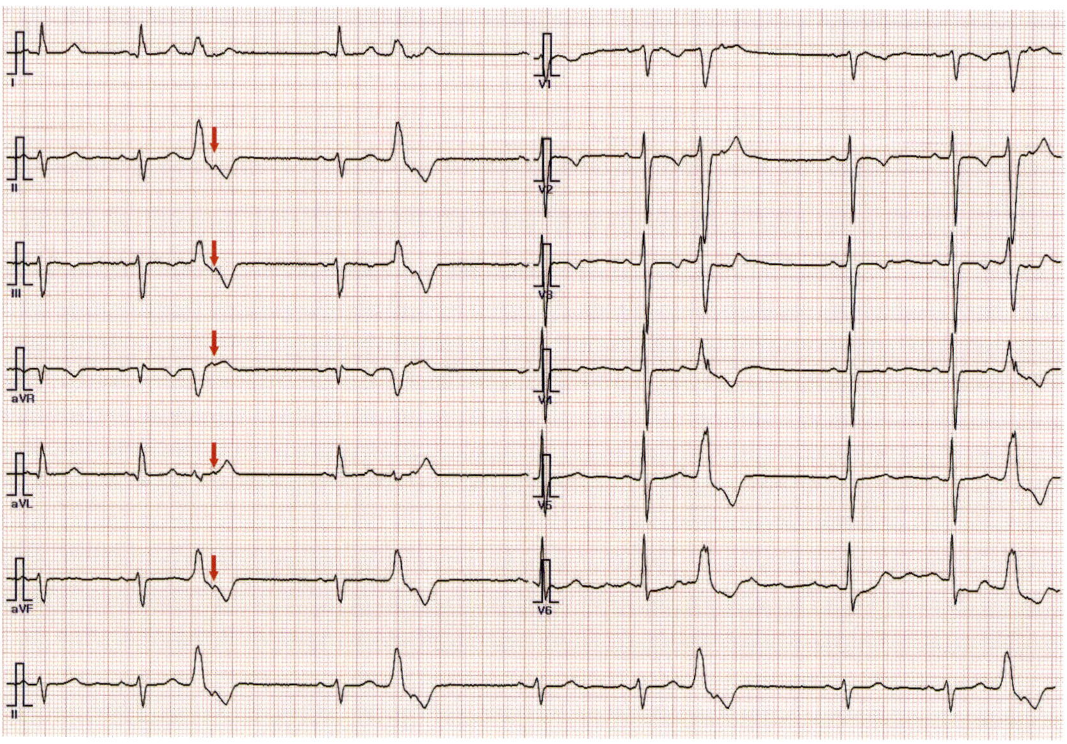

그림 4-2 역행전도되는 심실조기수축

심실조기수축인 QRS파의 끝부분에 역행전도되는 P파가 관찰된다(빨간 화살표). 이 P파는 II, III, aVF에서는 음이고, aVR, aVL에서는 양이다.

보상성 휴지기
(Compensatory Pause)

05
Chapter

앞에서 심방조기박동(APC)과 심실조기박동(VPC)에 대해서 배웠습니다. 이 둘의 차이점에 대해 한 가지 더 배워볼까요? 조기박동이 나온 뒤에 원래의 동율동으로 회복되기 전 약간의 휴지기(pause)가 있습니다. 이 간격이 APC와 VPC가 서로 다른데, 살펴본 적이 있나요?

잘 모르겠습니다.

먼저 용어부터 정리하도록 하지요. 보상성 휴지기(compensatory pause)란 조기박동과 연관이 있는 말입니다. '보상성 휴지기가 있다, 없다'라고 표현하기도 하고, '완전한 보상성 휴지기(complete compensatory pause)' 또는 '불완전한 보상성 휴지기(incomplete compensatory pause)'라고 부르기도 합니다. 여기서는 보상성 휴지기가 '있다 또는 없다'로 하겠습니다.

보상성 휴지기가 APC와 VPC에 따라 다른가요?

먼저 VPC를 생각해 봅시다. VPC가 나올 때 동결절은 무얼 하고 있을까요?

자기 리듬에 맞추어 맥박을 만들지 않을까요?

동결절이 맥박을 만들었다면 심방수축을 일으킬 것이고, P파가 보여야 하지 않겠어요?

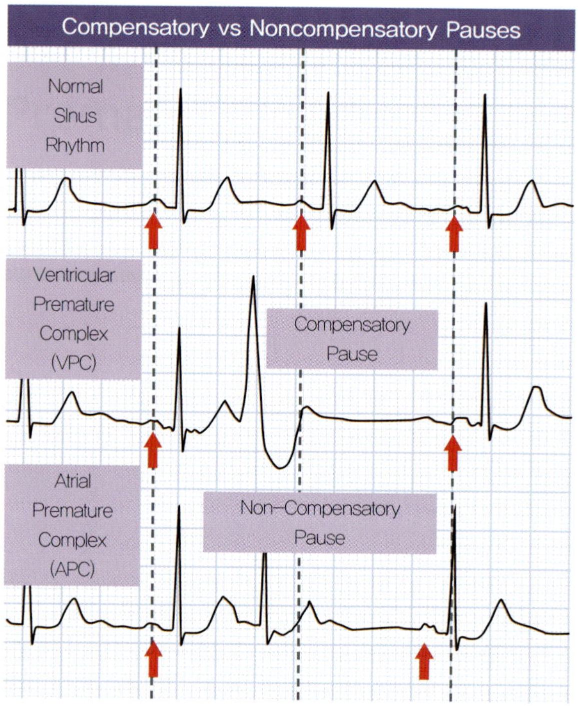

그림 5-1 보상성 휴지기

맨 위는 동율동 심전도이다. 가운데 VPC가 있는 경우는 앞뒤의 PP간격이 원래 동율동의 두 배가 된다. 맨 아래 APC의 경우에는 APC가 동결절을 초기화(reset)하기 때문에 앞뒤의 PP간격은 원래 동율동의 두 배보다 짧다.

하지만 VPC가 있으니까 그 속에 숨어서 안 보일 것 같습니다.

그래요. 하지만 VPC와 관계없이 동결절은 자기 리듬대로 맥박을 만들고 이에 따라 심방을 수축하고 있으니까, VPC가 나온 다음 동율동이 나올 때도 원래 간격을 유지하게 됩니다. 다른 말로 해서 VPC가 있는 앞뒤의 P파 간격은 원래 동율동 P파 간격의 딱 두 배가 되는 것이지요. 이때 보상성 휴지기가 있다고 합니다. 그림 5-1을 보면서 이해하기 바랍니다.

APC는 다른가요?

APC는 이소성 박동이 심방에서 나오지요? 이것이 동결절로 전달되면 동결절에서 맥박을 만들어내는 주기가 새로 시작됩니다. 이것을 초기화(reset)한다고 표현합니다. 따라서 APC가 있는 양옆의 P파 간격은 원래 동율동 P파 간격의 두 배보다 짧습니다. 이때는 보상성 휴지기가 없다고 합니다.

정리하면 VPC는 보상성 휴지기가 있고, APC는 없는 것이네요.

잘 이해하였습니다.

그러면 보상성 휴지기 여부만 측정해보면, APC와 VPC를 구분할 수 있나요?

안타깝지만, 여기에도 예외가 있습니다. 먼저 2장에서 배운 역행성 P파를 생각해 봅시다. VPC가 가끔 심방으로 전도되는 경우가 있다고 했지요? 그러면 VPC임에도 동결절을 초기화할 수가 있고, 따라서 보상성 휴지기가 없습니다. 또한, APC라고 모두 동결절을 초기화하는 것은 아닙니다.

왜 그렇지요? 심방수축인데 동결절에 영향을 미치지 않을 수가 있습니까?

심방의 전기자극이 동결절의 경계를 뚫고 들어가지 못하는 경우가 있습니다. 그러면 동결절은 본래의 간격대로 박동을 만들어 내겠지요. 하지만 심방은 이미 APC에 의해 흥분한 상태이기 때문에 불응기라서 동결절의 박동은 심방으로 전달되지 않습니다. 따라서 동결절의 다음 박동은 원래 간격을 유지하면서 나오게 되겠지요? 그러면 APC임에도 보상성 휴지기를 갖게 됩니다. 예외 사항을 설명하느라 좀 복잡해졌는데요, 아무튼 보상성 휴지기라는 용어를 잘 숙지해 두기 바랍니다.

06
Chapter

VPC가 다음 PR간격에 영향을 미친다구요?

- 불현전도(Concealed Conduction)

이번에는 불현전도(concealed conduction)에 대해 공부해 봅시다.

불현전도는 처음 들어 봅니다.

실제로는 전기 전도가 있지만, 체표심전도에 드러나지 않을 때 불현전도가 있다고 합니다. 개념을 말로 설명하는 것보다, 실제 심전도의 예를 들어보는 것이 이해하기 쉬울 겁니다. 그림 6-1을 봅시다. 왼쪽부터 네 번째 QRS가 VPC라고 할 수 있나요?

네. QRS폭이 넓고 P파가 선행하지 않는 것으로 보아 VPC인 것 같습니다.

QRS 뒤에 P파가 보이나요?

네. 역행성 P인가요?

P파의 축을 잘 보세요. 4장에서 역행성 P는 어떤 모양을 갖는다고 했나요?

VPC가 방실결절을 통해서 올라가는 경우 II, III, aVF는 음이고 aVR과 aVL은 양입니다.

그런데 이 심전도는 II, III, aVF가 양이고 aVR은 음이네요. 방실결절을 통해 올라가는 전기전도는 일단 아닌 것 같습니다.

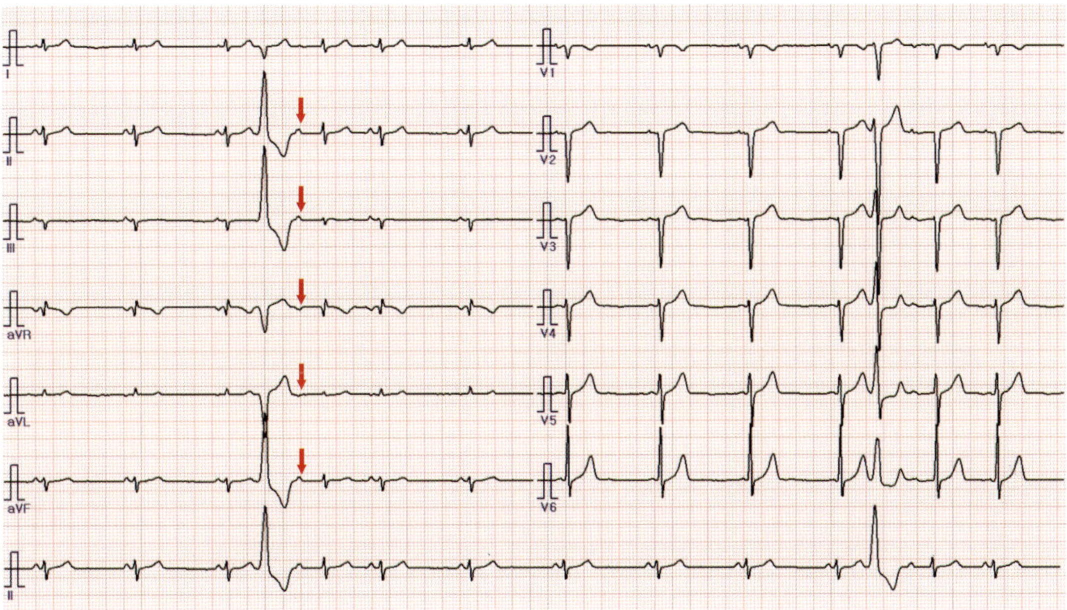

그림 6-1 불현전도된 심실조기박동

세 번째 QRS까지는 동율동이고 네 번째 QRS는 VPC이다. 이후 뒤에 따라오는 PR간격이 증가되어 있다. P파(빨간 화살표)의 모양으로 볼 때 방실결절을 타고 올라가는 역행성 P는 아니고, PP간격으로 볼 때 동성 P파도 아닌 APC로 생각된다. PR간격이 증가된 이유는 그림 6-2에서 설명한다.

그럼 동결절에서 나온 리듬인가요? 동율동일 때의 P파와 큰 차이가 없습니다.

P파의 모양이 유사하기 합니다만, 동율동이 나와야 할 간격보다 조금 빨리 나왔지요?

그럼 APC인가요?

그렇습니다. P파의 축이 동율동과 비슷한 것으로 보아, 동결절 주변에서 나오는 이소성 P파로 생각됩니다. 그런데 이 APC의 PR간격을 살펴봅시다.

동율동의 PR간격에 비해 눈에 띄게 연장되었습니다.

그렇지요? 이런 현상을 어떻게 설명할 수 있을까요? 한편 다섯 번째 P파도 간격으로 보아 APC인데 이번에는 PR간격이 정상이군요. 정리하자면 VPC가 나온 후에 APC

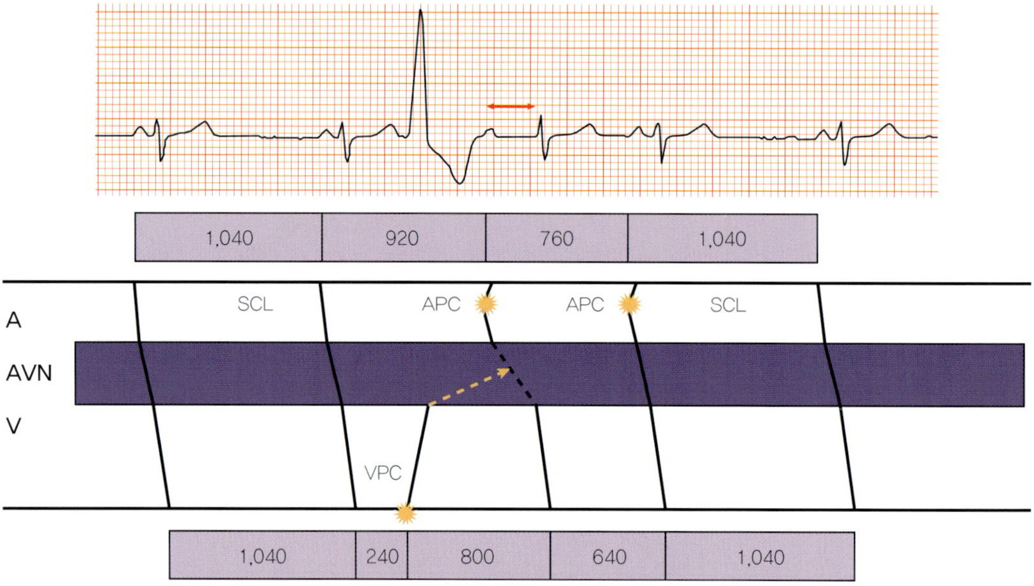

그림 6-2 **불현전도된 심실조기박동의 ladder diagram**

VPC 다음에 오는 PR간격이 증가된 이유는 불현전도로 설명할 수 있다. VPC는 뒤따르는 APC로 인해 방실결절을 지나 역행성 P파를 만들지는 못하였지만, 방실결절을 일부 점령하여 APC의 전도를 느리게 방해하였다. VPC가 방실결절을 일부 점령하지 않았다면, 뒤따르는 APC의 PR간격이 증가할 이유가 없다. 이와 같이 체표심전도에서 VPC의 역행전도를 직접 관찰할 수는 없지만, 다음 PR간격이 증가된 소견으로 간접적으로 짐작할 수 있을 때, 불현전도라는 용어를 사용한다.

SCL, sinus cycle length; APC, atrial premature complex; VPC, ventricular premature complex; AVN, atrioventricular node

가 연달아 두 개 나타났는데, VPC 바로 뒤에 따라오는 APC는 PR간격이 연장되었고, 두 번째 APC는 PR간격이 정상입니다.

머리가 아파집니다.

알고 나면 재미있습니다. 그림 6-2를 봅시다. 같은 심전도의 VPC가 나온 부위만을 확대하여 사다리 그림(ladder diagram)을 추가한 것입니다. 이 심전도의 동율동 간격은 1,040 ms입니다. 세 번째 박동인 VPC가 역행전도하였지만 방실결절을 뚫고 올라가지는 못했습니다. 그때 920 ms 간격으로 나온 APC가 방실결절을 점령했기 때문입니다. 하지만 아래에서 올라온 VPC가 위에서 내려온 APC의 전도를 방해하여 느리게 만들었습니다. 이것이 체표심전도에서는 'PR간격의 연장'으로 나타난 것입니다. 그다음 760 ms간격으로 나온 APC는 이러한 방해가 없으므로 정상 PR간격으로 회복됩니다. 어때요, 이해가 되었나요?

그럴듯합니다.

VPC가 역행전도하여 방실결절로 전달되었다는 것은 체표심전도에서는 보이지 않지만, 다음번 APC의 PR간격이 연장된 것으로 미루어 역행전도를 짐작할 수 있습니다. 이렇게 체표심전도에서는 보이지 않지만 실제로는 전기전도가 있는 것을 불현전도라고 합니다. 불현전도는 방실회귀빈맥을 설명할 때 또 다룰 것입니다. 잘 기억해 두세요.

07 Chapter

방실차단(Atrioventricular Block)의 분류

이번에는 방실차단에 대해 배워봅시다. 2장에서 언급한 적이 있는데, 심방의 전기는 방실결절-히스속을 통해서만 심실로 전달됩니다. 심방과 심실사이는 판막의 테를 잡아주는 판막륜으로 연결되는데, 이 판막륜은 절연체입니다. 따라서 방실결절-히스에 전도장애가 생기면 심방의 전기가 심실로 넘어가지 않습니다. 이런 현상을 방실차단이라고 합니다. 방실차단은 어떻게 나누는지 알고 있나요?

1도-3도의 방실차단이 있습니다.

맞습니다. 크게 세 가지로 구분합니다. 심방수축을 대변하는 것이 P파고, 심실수축을 대변하는 것이 QRS이므로 P파와 QRS파의 상관관계를 파악하여 세 가지로 분류하고 있습니다. 방실전도가 되지만 느린 것을 1도, 방실전도가 되었다 안 되었다 하는 것을 2도, 전혀 전도되지 않는 것을 3도 방실차단이라고 합니다. 먼저 그림 7-1을 봅시다. P와 QRS는 어떤 관계가 있나요?

P파와 QRS는 완전히 따로 분리된 것 같습니다.

디바이더로 간격을 측정해보면 P파는 자기 간격대로, QRS파 또한 자기 간격대로 나타날 뿐 서로 관계가 없지요? 이를 3도 방실차단 또는 완전방실차단이라고 합니다. 3도 방실차단은 RR간격이 항상 일정합니다. 방실전도가 전혀 없으므로 전도장애가

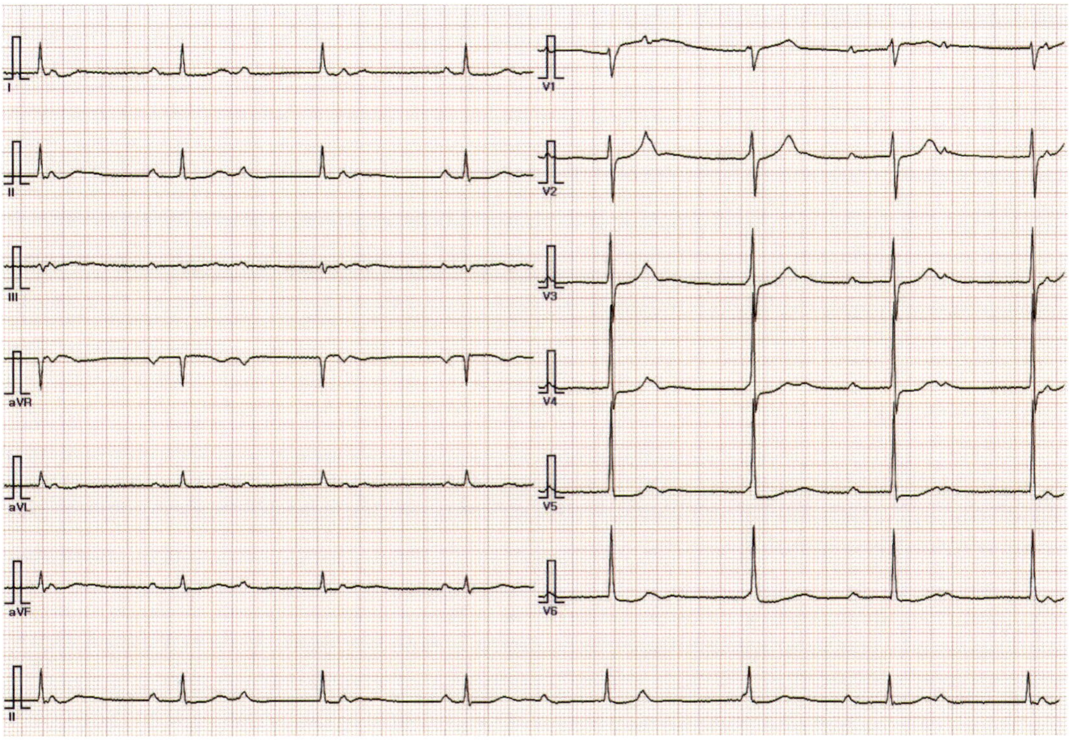

그림 7-1 **3도 방실차단**

심방(P파)과 심실(QRS파)이 각자 자신의 속도대로 따로 수축하며 연관성이 없다. 이때 PP간격과 RR간격은 각각 일정해야 한다. 만약 RR간격이 가끔이라도 일정하지 않다면, 방실전도가 가끔은 일어난다는 의미이다.

일어난 부위 이하에서 이탈율동(escape rhythm)을 만들기 때문입니다. 만약 RR간격이 불규칙하다면, 중간에 전도된 P가 있는지 살펴보아야 합니다. 다음은 그림 7-2를 살펴볼까요?

P파와 QRS파는 1:1 대응하고 있지만 PR간격이 깁니다.

이런 경우를 1도 방실차단이라고 부릅니다. 엄밀히 말하면 전도 속도가 느릴 뿐 차단은 아니지요. 하지만 편의상 1도 방실차단으로 분류합니다. 그럼, 그림 7-3은 어떤가요?

P파 뒤에 QRS가 따라오다가 한 번씩 빠집니다.

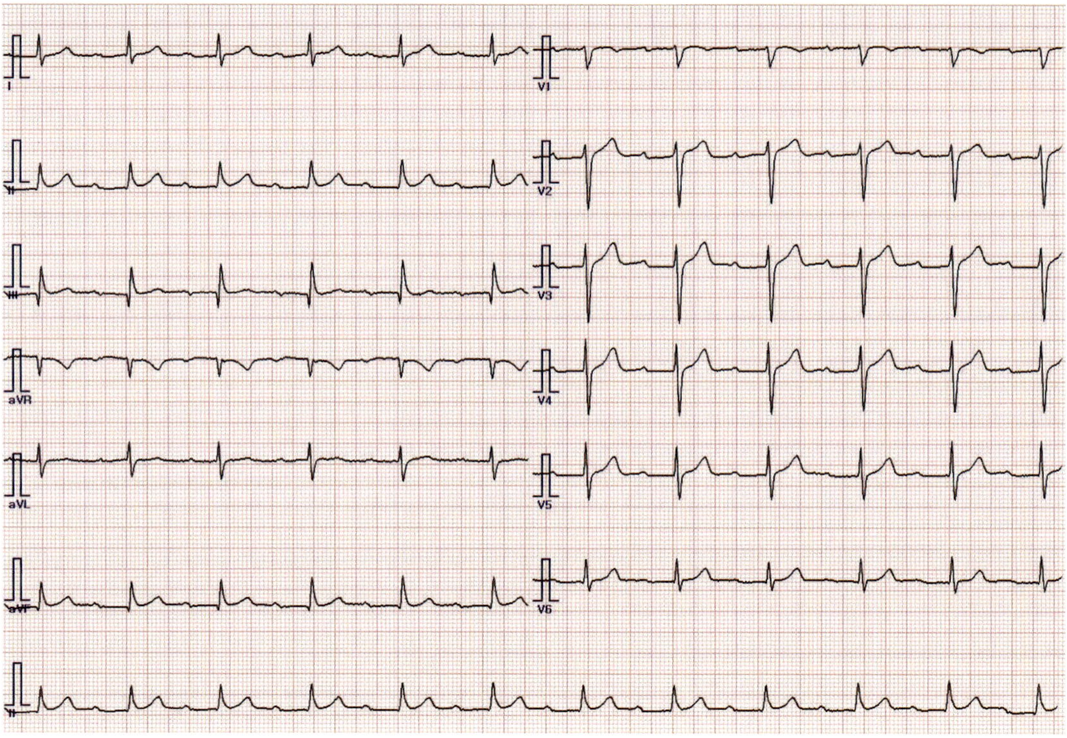

그림 7-2 **1도 방실차단**

PR간격이 200 ms 이상 길어져 있으나 각각 1:1 대응되고 있다.

이렇게 전도가 되었다가 말았다가 하는 경우를 2도 방실차단으로 부릅니다. 그림 7-3은 전도가 되는 것이 안 되는 것보다는 많은 예가 되겠군요. 이렇게 중간에 방실차단이 한 번씩 끼어들면, QRS파가 몰려있는 것처럼 보여서 grouped beat라고 부릅니다. 2도 방실차단의 특징입니다. 이 심전도는 PR간격이 점점 길어지다가 방실차단이 나타나는군요. 이런 특징을 보이는 2도 방실차단은 모비츠 1형(Mobitz type 1)이라고 부릅니다. 다음 장에서 자세히 설명합니다. 마지막으로 그림 7-4를 볼까요?

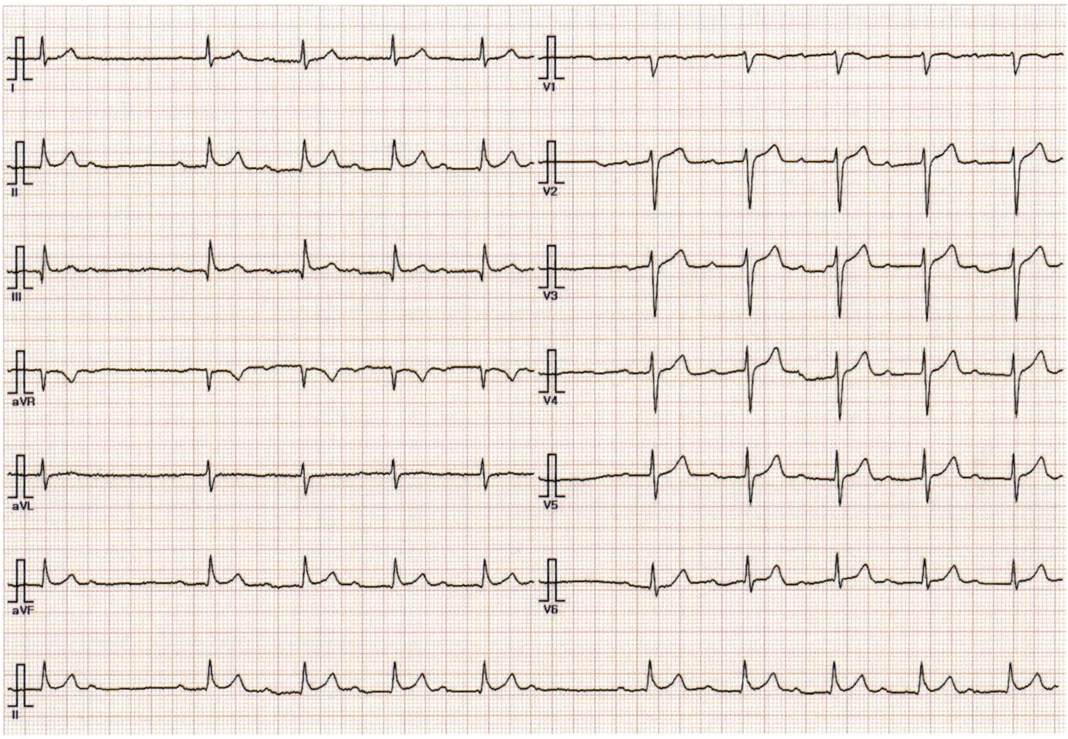

그림 7-3　2도 방실차단

PR간격이 길어지다가 방실차단이 나타나므로 모비츠 1형에 해당한다.

P파가 하나 걸러 하나씩 전도됩니다.

이것은 2:1 전도되는 2도 방실차단의 예입니다. 전도되는 것과 안 되는 것이 반반인 셈이죠. 방실차단이 더 심해지면 3:1 또는 4:1과 같이 전도가 안 되는 것이 되는 것보다 많게 됩니다. 이 경우 비록 2도 방실차단이지만 맥박이 워낙 느리므로 임상적으로는 3도 방실차단과 같게 취급합니다.

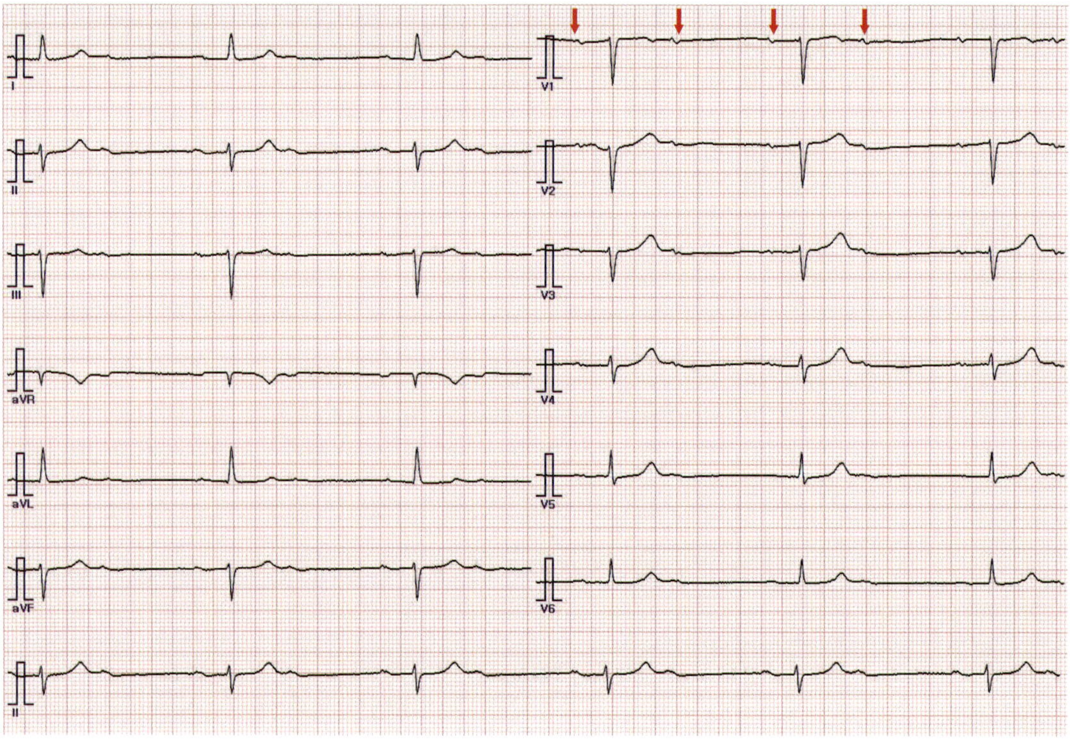

그림 7-4 2:1로 전도되는 2도 방실차단

얼핏 보면 동성서맥으로 오인할 수 있지만, 자세히 살펴보면 T파 뒤에 전도되지 않은 P파가 있고 PP간격은 일정함을 알 수 있다(빨간 화살표).

모비츠 1형과 2형의 구분 (Mobitz Type 1 vs. Type 2 Block)

08 Chapter

7장에서 배운 내용의 연장으로 여기서는 2도 방실차단에 대해 자세히 알아봅시다. 2도 방실차단의 특징은 뭐라고 했지요?

방실전도가 되었다 말았다 하는 상태입니다.

그래서 방실전도를 X:X와 같이 숫자로 표시합니다. 왼쪽 숫자는 P파의 개수고, 오른쪽은 QRS의 개수입니다. 전도가 되는 것과 안 되는 것이 번갈아 나타나면 2:1이 됩니다. 3:1, 4:1 등은 전도가 안 되는 것이 되는 것보다 많은 것이고, 3:2, 4:3 등은 전도되는 것이 안 되는 것보다 많은 것입니다.

7장에서 3:1, 4:1 등 안 되는 것이 많으면 완전방실차단과 같은 것으로 취급하라고 가르쳐 주셨습니다.

맞습니다. 서맥이 심하므로 증상이 동반되겠지요. 이를 고도방실차단(high degree atrioventricular block or advanced atrioventricular block)으로 부르며 대부분 인공심장박동기가 필요합니다.

앞에서 모비츠 분류(Mobitz type)에 대해 잠깐 언급하셨는데요.

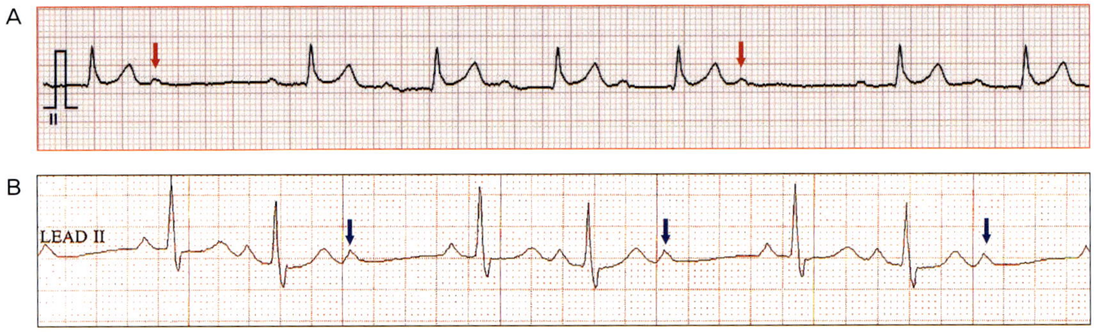

그림 8–1 **모비츠 1형(A)과 2형(B) 방실차단**

A. PR간격이 점점 길어지다가 방실차단이 나타났다(빨간 화살표). 방실차단이 나타난 왼편과 오른편의 PR간격을 비교해보면 뚜렷한 차이가 있음을 알 수 있다. B. PR간격이 일정하다가 방실차단이 나타났다(파란 화살표). 방실차단이 나타난 왼편과 오른편의 PR간격이 거의 같다.

3:2, 4:3 등과 같이 전도가 몇 개 되다가 빠지는 경우에 두 가지 형태로 구분합니다. 그림 8–1A를 설명해 볼까요?

첫 번째 QRS 뒤에 P파가 보이는데 이어서 QRS가 나오지 않습니다. 방실차단이 일어난 것 같습니다. 그다음 P는 QRS가 따라 나옵니다. 이후 네 개 박동은 P파, QRS파가 짝지어 나오다가 다섯 번째는 다시 P파만 나오고 QRS가 없습니다.

P파가 5개 나올 때 QRS는 4개만 전도되었으므로 5:4 방실차단이 되겠군요. P파와 QRS파가 짝지어 나오는 네 박동의 PR간격은 어떤가요?

점점 길어집니다.

이런 전도차단을 모비츠 1형이라고 합니다. 방실차단이 나타난 좌우의 PR간격을 비교해보면 확실히 구분됩니다. 이번에는 그림 8–1B를 관찰해봅시다.

P파가 세 개 나올 때 QRS파는 두 개가 전도되므로 3:2 방실차단입니다.

여기서는 PR간격이 어떤가요?

PR간격은 일정한 것 같습니다.

이런 방실차단을 모비츠 2형이라고 부릅니다.

왜 이런 차이가 있는 건가요?

일반적으로 모비츠 1형은 방실차단의 부위가 방실결절이고, 2형은 히스속입니다. 방실결절은 전도 속도가 변할 수 있지만, 히스는 실무율(all or none)과 같이 전도가 '되거나 안 되거나'로 나타나기 때문입니다.

전도차단의 부위가 어디인지 아는 것이 중요한가요?

방실결절은 교감신경의 영향을 받기 때문에, 운동하거나 흥분상태가 되면 카테콜라민에 의해 전도가 개선됩니다. 즉 3:2였던 전도가 1:1로 개선되는 것이지요. 하지만, 히스는 교감신경의 영향을 받지 않습니다. 동결절에서 박동수를 증가시키면 오히려 전도장애가 더 두드러지면서 3:2전도가 2:1이 되는 식으로 전도가 나빠집니다. 따라서 동율동이 빨라질 때 맥박이 상승하지 못해서 증상이 동반되는 경우가 많습니다.

그럼 모비츠 1형은 예후가 좋고, 2형은 예후가 나쁜가요?

일반적으로는 그렇습니다만, 항상 그런 것은 아닙니다. 1형인 경우에도 가끔 고도방실차단이 나타나면서 증상이 동반되면 인공심박동기가 필요합니다. 2형인 경우는 대개 인공심박동기가 필요하지만 증상이 전혀 없고 pause가 길지 않다면 경과만 관찰해 볼 수도 있습니다. 모비츠 1형은 벤케바흐차단(Wenckebach block)으로 부르기도 합니다. 나중에 또 언급할 것이므로 잘 기억해 두기를 바랍니다.

09 Chapter 2:1 방실차단(Atrioventricular Block)의 감별진단

8장에서는 2도 방실차단에 모비츠 1, 2형이 있다는 것을 배웠습니다. 방실전도가 되는 것이 안 되는 것보다 많을 때 PR간격을 보고 구분하는 것인데요. 만약 2:1인 방실차단에서는 모비츠 타입을 구분할 수 있을까요?

적어도 두 개 이상은 방실전도가 연달아 있어야 PR간격의 연상 여부를 판단할 수 있는데, 2:1차단에서는 구분할 수 없을 것 같습니다.

그렇다면 방실차단의 부위를 알 방법이 없을까요?

8장에서 교감신경을 흥분시키면 방실결절은 전도가 좋아지고, 히스는 동결절의 박동수가 빨라지면서 전도가 악화한다고 배웠습니다.

잘 기억하고 있군요. 교감신경을 흥분시키는 방법은 어떤 게 있을까요?

운동부하검사가 있습니다.

운동부하 심전도를 해보는 것도 좋은 방법이고요, 아트로핀과 같은 sympathomimetics를 투여해볼 수도 있습니다. 이런 방법을 사용했을 때 동율동이 빨라지면서 방실전도가 개선되면(2:1 전도가 1:1로 바뀌는 것) 차단부위는 방실결절일 가능성이 높고, 악화하면(2 : 1전도가 3 : 1 또는 그 이상의 고도 방실차단으로 바뀌는 것) 히스속일 가능성이 높습니다.

방실차단이 악화하면 서맥이 심해져서 위험하지 않나요?

그럴 수 있습니다. 그래서 운동부하검사나 아트로핀을 주기 전에 미리 예측을 해야 당황하지 않습니다. 그림 9-1을 설명해 볼까요?

P파가 두 개당 QRS는 하나씩 전도되는 2:1 방실차단입니다.

PR간격과 QRS모양은 어떻습니까?

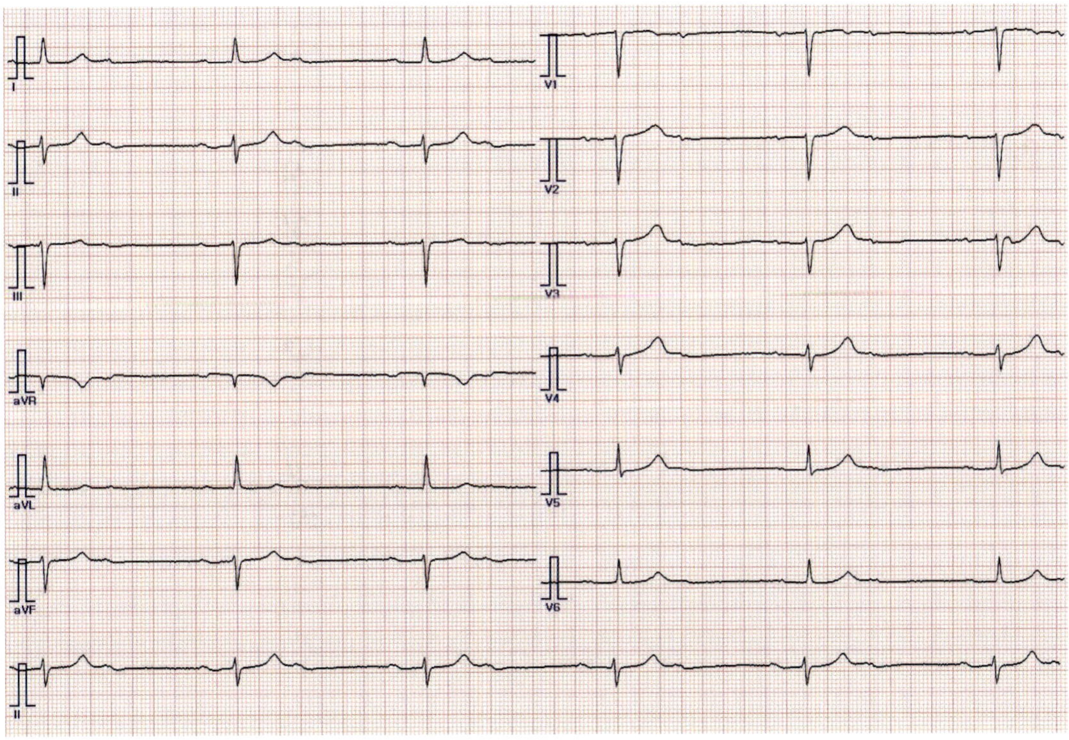

그림 9-1 QRS폭이 정상인 2:1 방실차단

PR간격이 넓고(>200 ms) QRS폭은 정상(120 ms)이다. 이 환자는 아트로핀 투여 후에 1 : 1 전도로 회복되었다. 차단부위는 방실결절로 추정된다.

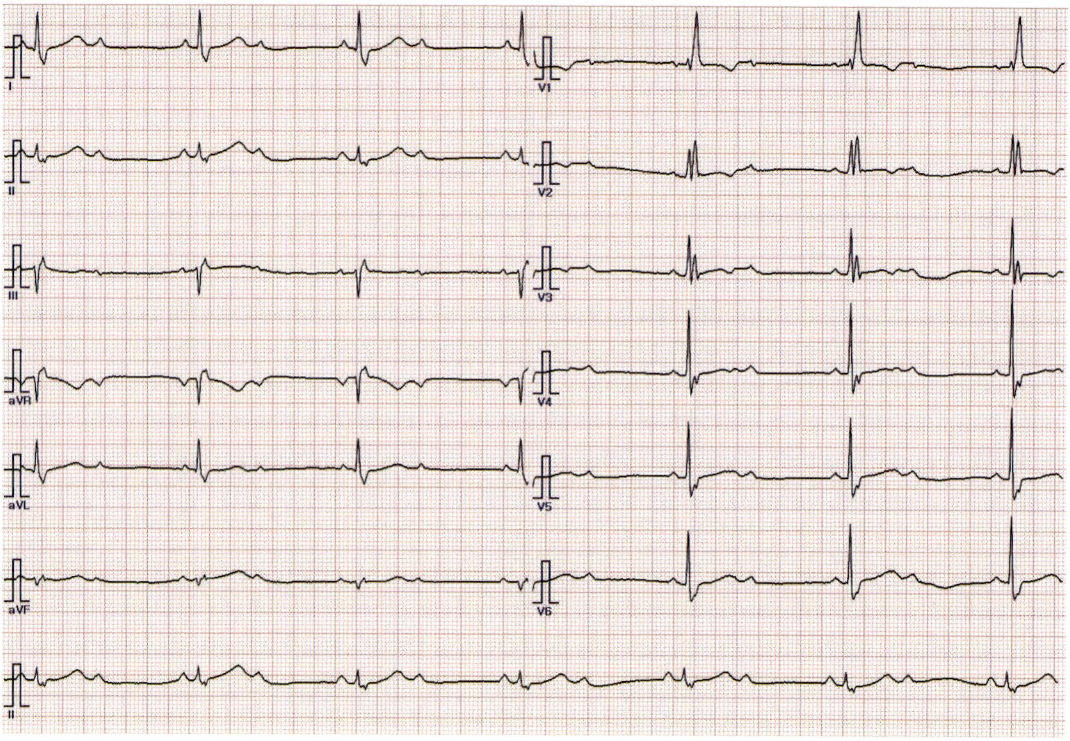

그림 9-2 QRS폭이 넓은 2 : 1 방실차단

PR간격이 정상이고 QRS폭은 우각차단 형태로 넓다. 차단부위는 히스속 이하로 추정된다.

PR간격은 200 ms 이상으로 정상보다 넓고, QRS은 120 ms 이하인 정상입니다.

그렇습니다. 이것이 차단부위가 방실결절임을 시사하는 소견입니다. 방실결절에 병이 생기면 전도속도가 느려지므로 PR간격이 연장되는 것이고, 방실결절은 히스보다 위쪽이므로 QRS는 정상입니다. 이 환자는 아트로핀을 투여하자 1:1전도로 바뀌었습니다. 이번에는 그림 9-2를 분석해 볼까요?

이것도 2:1 방실차단인 것은 같은데, PR간격은 정상이며 QRS는 우각차단의 형태로 넓습니다.

정확합니다. 히스속은 전도가 '되거나 안 되거나'라고 했지요? 물론 히스속에 병이 있는 경우에 전도속도가 연장되는 경우도 있습니다만, 일반적으로는 그렇지 않습니다. 또한, QRS가 우각차단의 형태로 나타나는 건 전도차단이 히스속 이하라는 것을 시사하는 소견입니다. 이 환자는 운동부하 검사 후 방실차단이 3:1로 악화되어 인공심박동기를 삽입하였습니다. 앞으로 2:1 방실차단이 보일 때는 위와 같은 사항을 잘 살펴보고, 아트로핀 투여나 운동부하검사를 하기 전에 방실전도 개선여부를 미리 예측해 보세요.

10 Chapter 동정지냐 동방차단이냐 (Sinus Pause vs. Sinoatrial Block)

이번에는 동정지(sinus pause)와 동방차단(sinoatrial block)에 대해 공부합시다. 먼저 동정지가 무엇인지 생각해 볼까요?

동결절에서 맥박을 만들지 못하는 것을 말합니다.

그림 10-1을 봅시다. 정상적인 동리듬이 나오다가 갑자기 멈추면서 맥박이 나오지 않습니다. 이렇게 동결절이 일을 규칙적으로 하지 못하고 가끔씩 불규칙적으로 쉬는 현상을 동정지라고 합니다. 그렇다면 동방차단은 무엇일까요? 그림 10-2의 홀터심전도를 살펴볼까요?

맥박이 나오다가 멈추었다가 다시 나오는 것이 그림 10-1과 비슷합니다.

맥박이 나오지 않는 부분의 앞뒤 간격을 디바이더로 측정해보세요.

원래 동율동 간격의 2배가 됩니다.

이것이 동정지라면 동결절이 정확히 한 사이클만큼만 쉬었다가 다시 일을 시작하는 것이 가능할까요? 물론 우연히 그렇게 될 수도 있지만, 여러 번 반복된다면 우연이라고 할 수 없겠지요. 이것을 동방차단이라고 부릅니다.

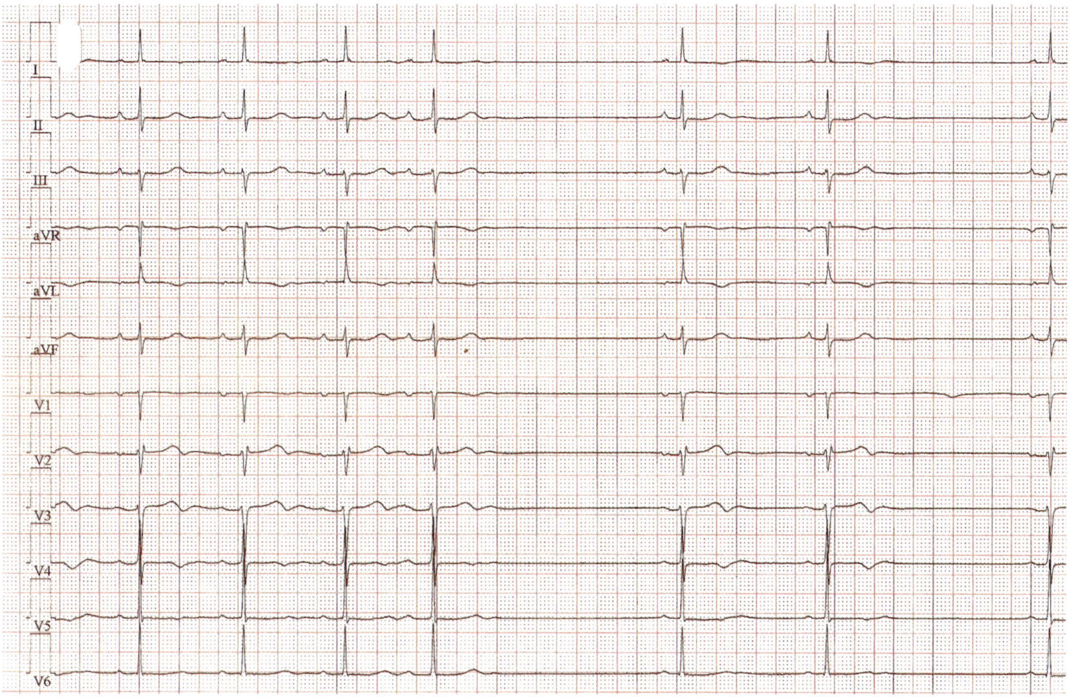

그림 10-1 **동정지**

동결절에서 맥박을 만들어내지 않아 갑자기 P파가 나오지 않다가 다시 나오는 모양이다. 이때 pause 간격은 불규칙하다.

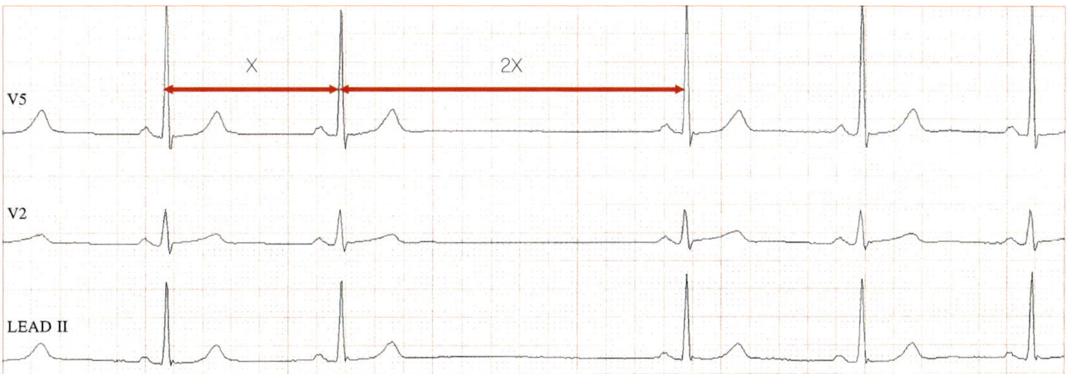

그림 10-2 **동방차단**

P파가 나오지 않는 부분의 앞뒤 PP간격은 원래 PP간격의 두 배가 된다. 따라서 동결절은 규칙적으로 리듬을 만들었지만 심방으로 전도되지 않아 P파가 만들어지지 않았다고 볼 수 있다.

동방차단이라 하면 동결절과 심방 사이에 차단이 있다는 말인가요?

그렇습니다. 동결절 주변에 보이지 않는 경계가 있다고 가정하고, 이 경계를 뚫고 나와 심방으로 자극이 전도되어야 P파가 만들어지는데, 뚫고 나오지 못한다고 생각하면 됩니다. Sinus exit block이라고도 합니다. 5장에서 보상성 휴지기를 공부할 때, 심방조기수축이 동결절로 침투하지 못한다는 상황을 설명한 적이 있습니다. 동방차단과는 반대 현상이 셈이지요.

그런데 동결절이 맥박을 만들었는지 어떻게 알지요?

동결절이 일을 했는지는 체표심전도로 알 수 없습니다. 따라서 맥박이 일시적으로 없는 현상이 나타났을 때 앞뒤 간격을 측정하여 정확히 원래 동율동의 두 배, 혹은 세 배가 된다면, 동결절은 규칙적으로 일을 하였으나, 심방으로 전달되지 않았을 것이라고 추정합니다.

이 둘을 구분하는 것이 임상적으로 어떤 의미가 있나요?

치료방법에는 차이가 없습니다. 맥박이 나오지 않는 시간이 길고, 서맥으로 인한 증상이 있다면 진단에 관계없이 인공심박동기가 필요합니다. 아무튼 동결절 주변과 심방 사이에는 일정한 경계가 있어서 이 경계에도 차단 현상이 일어날 수 있다는 사실을 숙지합시다.

심방조기박동과 방실차단이 헷갈린다구요?

(APC Bigeminy vs. 2:1 AV Block)

11

Chapter

심방조기박동(APC)과 방실차단은 구분하기 쉬울 것 같은데, 헷갈리는 경우가 있나요?

과연 그런지 먼저 심전도를 살펴봅시다. 그림 11–1의 리듬을 분석해볼까요?

분당 50회 정도의 동성서맥 아닌가요?

주의 깊게 살펴보지 않으면 P파를 놓치기 쉽습니다. 특히 P파가 T파에 겹쳐지면 그렇습니다. 사지유도만 보아서는 P파가 쉽게 눈에 띄지 않지만, 흉부유도, 특히 V1을 보면 T파의 중단에 P파가 숨어 있는 것이 보이지요?

아, 그렇네요. 그럼 2:1 방실차단으로 생각됩니다.

P파는 일정간격으로 계속 나오는데, QRS는 P파 두 개당 하나씩만 나타나니까, 2:1로 전도되는 방실차단이 맞습니다. 그럼, 그림 11–2의 리듬은 어떤가요?

이것도 사지유도만 보아서는 동성서맥처럼 보이지만 V1을 보니까 T파 안에 P가 숨어 있는 것이 보입니다. 2:1로 전도되는 것은 마찬가지인 것 같은데요?

그런데 P파의 간격을 자세히 보세요.

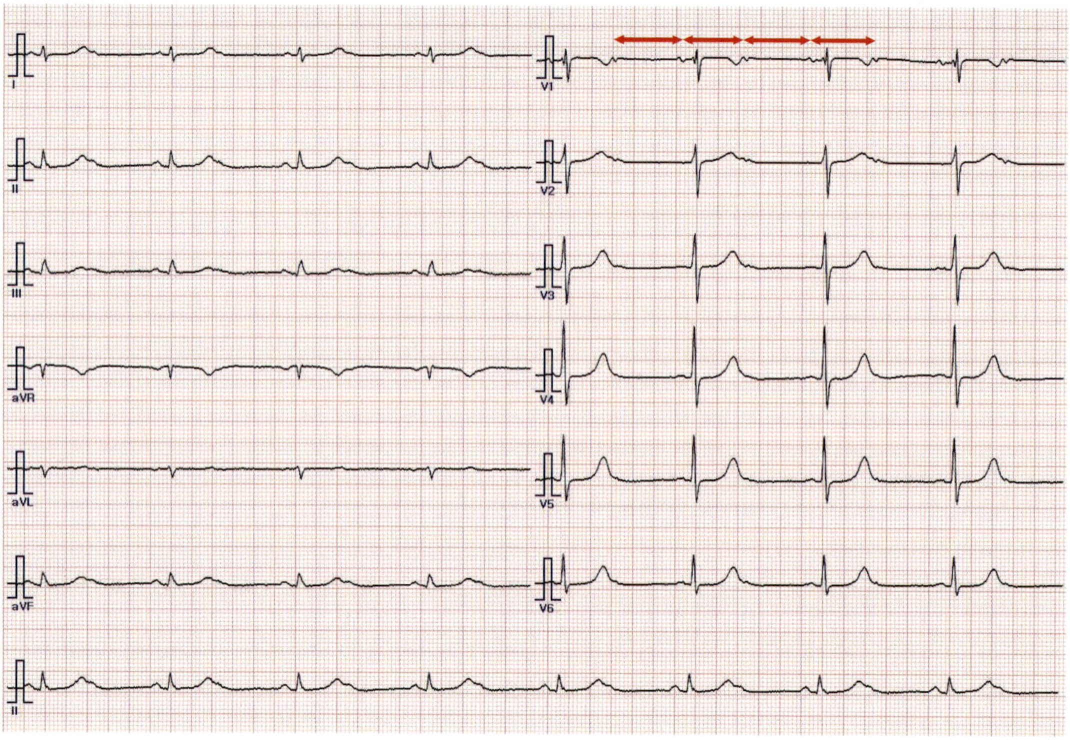

그림 11-1 2:1 전도되는 방실차단

사지유도에서는 T파 중간에 숨은 P파를 놓치기 쉽다. V1에서는 전도되지 않는 P파를 비교적 쉽게 찾을 수 있다. 이때 PP간격은 일정하고 모양은 모두 같다.

P파의 간격이 일정하지 않고, 길고 짧은 것이 반복됩니다. 동결절이 맥박을 이렇게 만들 수도 있나요?

하하. 그럴 수는 없지요. 이것은 APC가 하나 걸러 하나씩 반복되는 겁니다. 2장에서 이런 현상을 bigeminy로 부른다고 배웠지요. 또한, 3장에서 배운 대로 APC가 전도되지 않아서 P만 보이기 때문에 마치 2:1 방실차단과 비슷하게 보이는 겁니다. 사실 APC의 P파는 동율동의 P파와는 모양이 달라야 하는데, 여기서는 T파 속에 묻히는 바람에 이소성 P의 모양을 동율동과 비교하기는 어렵군요.

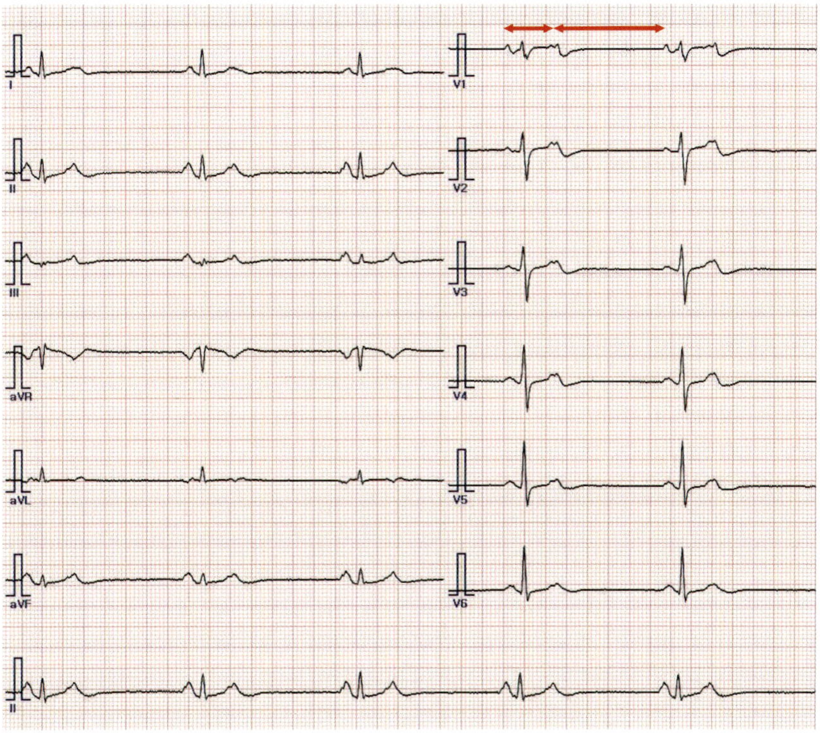

그림 11–2 전도되지 않은 심방조기박동

전도되지 않은 심방조기박동이 bigeminy로 나타나고 있다. PP간격은 일정하지 않으며 전도차단된 P파는 전도된 P파와 모양이 다르다.

그래서 심방조기박동과 방실차단이 헷갈릴 수가 있는 것이군요.

자, 다시 정리해 봅시다. 우선 동성서맥이라고 생각되면 T파 안에 P파가 숨은 것은 아닌지 의심하세요. 이때는 V1이 특히 유용합니다. 한 개의 유도만으로 모니터 하는 중에 서맥을 관찰하였다면 반드시 12유도를 찍는 것이 좋습니다. 다음으로 숨은 P파를 찾았다면 PP간격을 측정하고 모양을 관찰합니다. PP간격이 일정하고 모양이 같다면 2:1 방실차단이고, PP간격이 길고 짧은 것이 반복되고 짧은 간격의 P가 모양이 다르다면 APC bigeminy가 전도되지 않은 것입니다.

치료방법은 어떻게 다른가요?

같은 서맥이지만 치료방법은 완전히 다릅니다. 2:1 방실차단의 경우 차단의 위치가 어디인지, 증상은 있는지 등을 파악해서 인공심박동기의 필요성을 결정해야 합니다. APC bigeminy라면 증상의 여부에 따라 항부정맥제를 씁니다.

모비츠 1형 동방차단
(Mobitz type 1 Sinoatrial Block)

12
Chapter

이번 장에서는 동방차단(sinoatrial block, SA block)에 대해 좀 더 알아봅시다. 동정지와 동방차단에 대해 배운 것을 설명해볼까요?

P파가 갑자기 나오지 않을 때 두 가지를 감별해야 하는데, 휴지기가 있는 PP간격이 원래 PP간격의 두 배가 되면 동방차단을, 그렇지 않으면 동정지를 의심합니다.

이해를 돕기 위해 그림을 이용해봅시다(그림 12-1). 동결절(sinus node)은 상대정맥과 우심방이 만나는 곳에 있고, 밖에서 보면 고랑처럼 패여 있습니다. 그림에서는 파란색 점으로 표시했습니다. 동결절은 일정 간격으로 박동(전기신호)을 만들어냅니다. 이 전기신호가 가상의 경계를 벗어나서 심방으로 전달이 되어야 심방수축이 일어나고 비로소 P파가 관찰되는 겁니다. 오른쪽 사다리 모식도와 연관해서 생각해보세요.

방실차단은 1도, 2도, 3도로 구분하는 것을 배웠습니다. 동방차단도 그런 구분이 가능할까요?

이론적으로는 가능합니다만, 실제 심전도에서 어떻게 되는지 살펴봅시다. 우선 1도 차단입니다. 1도 방실차단은 어떻게 진단하지요?

1도 방실차단은 PR간격이 200 ms 이상 증가되는 것을 말합니다. 즉 실제 차단은 아니고 방실전도가 매번 지연되는 것을 말합니다.

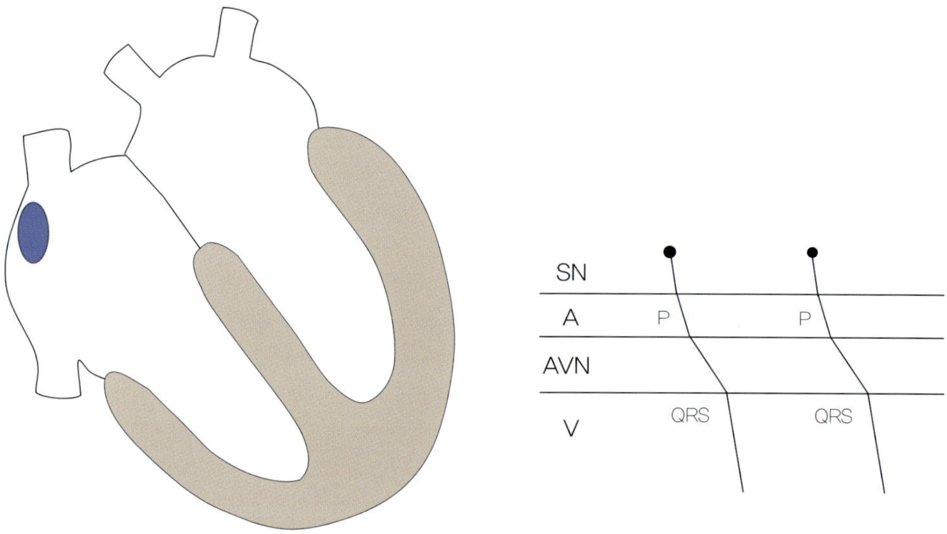

그림 12-1 **정상 동율동의 사다리 모식도**

정상 동율동을 사다리 모식도로 표현하였다. 동결절과 방실결절의 전도는 사다리 모식도에서 추정할 수 있으나, 실제 체표 심전도에서 관찰되는 것은 P파와 QRS로 심방과 심실의 수축만 드러난다.

SN, sinus node(동결절); A, atrium(심방); AVN, atrioventricular node(방실결절); V, ventricle(심실)

심방과 심실의 수축은 각각 P파와 QRS로 드러나니까 상호 연관성을 알 수 있습니다만, 동방차단은 어떨까요?

동결절의 흥분이 체표심전도에 나타나는지요?

동결절은 매우 작은 부위이고 따라서 체표심전도에는 표시되지 않습니다. 즉, 동결절의 흥분이 체표심전도에 표시되지 않기 때문에, 동결절과 심방의 전도관계를 파악할 수가 없습니다.

그러면 1도차단뿐만 아니라 동방차단 여부 자체를 알 수 없는 것 아닌가요? 우리가 보는 것은 체표심전도인데, 동결절의 흥분 여부는 기록되지 않는다면서요?

그래서 간접적인 방법을 통해서 알 수 있기도 하고, 모르기도 합니다. 하나씩 살펴봅시다. 다시 1도 동방차단부터 생각해봅시다. 1도 동방차단을 체표심전도로 알 수 있을까요?

1도차단이라 하면 전도지연을 의미하는데, 동결절의 흥분이 기록되지 않으니까 알 수 없을 것 같습니다.

맞습니다. 1도 동방차단은 체표심전도로는 알 수 없습니다. 심전도는 동율동과 똑같습니다. 다음으로 2도를 언급하기 전에 3도를 먼저 생각해봅시다. 3도 차단은 전도가 하나도 안 되는 것을 말합니다. 동결절에서 심방으로 전도가 없다면 어떻게 될까요?

동결절 다음으로 조율역할을 하는 심방에서 리듬을 만들어냅니다.

맞아요. 심방의 어느 부위에서 만들어내는가에 따라서 P파의 모양이 동율동과는 다를 수 있습니다. 만약 심방에서 리듬을 만들어내는 부위가 동결절 근처라면 P파의 모양도 동율동과 비슷합니다. 이때는 동율동에 비해 박동수가 약간 느리다는 것 외에는 차이가 없겠지요. 이제 2도 차단에 대해 생각해봅시다. 방실차단을 참조해보면, 2도 방실차단은 두 가지로 분류할 수 있지요?

모비츠 1형과 2형이 있습니다. 1형은 PR간격이 길어지다가 QRS가 빠지고, 2형은 일정하다가 빠집니다.

동방차단도 그런 구분이 가능합니다.

그런데 동방차단은 동결절의 탈분극 여부를 알 수 없으니 동결절에서 심방으로의 전도가 길어지다 빠지는지, 갑자기 빠지는지 알 수가 없지 않나요?

그건 맞는 말입니다. 동정지와 동방차단을 감별할 때, P파가 없는 휴지기의 PP간격이 원래 PP간격의 두 배가 되면 동방차단이라고 했지요? 이건 모비츠 2형 동방차단입니다. 전도지연이 없이 갑자기 빠진 경우입니다. 모비츠 1형 동방차단은 전도가 점점 늘어지다가 빠지는데, 이때 늘어나는 정도는 줄어들기 때문에 PP간격에 변화가 옵니다.

언뜻 이해가 잘 되지 않는데요, 늘어나는 정도가 줄어든다고요?

그렇습니다. 모비츠 1형 방실차단일 때도 마찬가지입니다. PR간격은 점점 늘어나지만 두 번째는 처음보다 적게 늘어납니다. 그래서 RR간격은 오히려 줄어듭니다.

여전히 알쏭달쏭입니다.

말로는 이해가 어려우니까, 모비츠 1형 동방차단의 심전도 예를 사다리 모식도로 생각해 봅시다(그림 12-2). 우선 심전도는 lead II입니다. 과거력으로 심근경색이 있어 Q파가 있는데, 리듬에만 집중해봅시다. 전체적으로 보면 심장 박동이 세 개씩 몰려 있는 것을 알 수 있습니다. 두 개의 QRS 뒤에 빈 공간, 세 개의 QRS 뒤에 다시 빈 공간, 또 세 개의 QRS 뒤에 빈 공간이 있습니다. 이런 걸 grouped beats라고 부르는데 2도 방실차단을 의미합니다. P와 QRS는 1:1로 대응이 되고 빈 공간에는 P가 없습니다. 그러므로 방실차단은 아니죠. A와 B를 비교해보면 PP간격이 짧아지다가 맥이 빠지는 것을 알 수 있습니다.

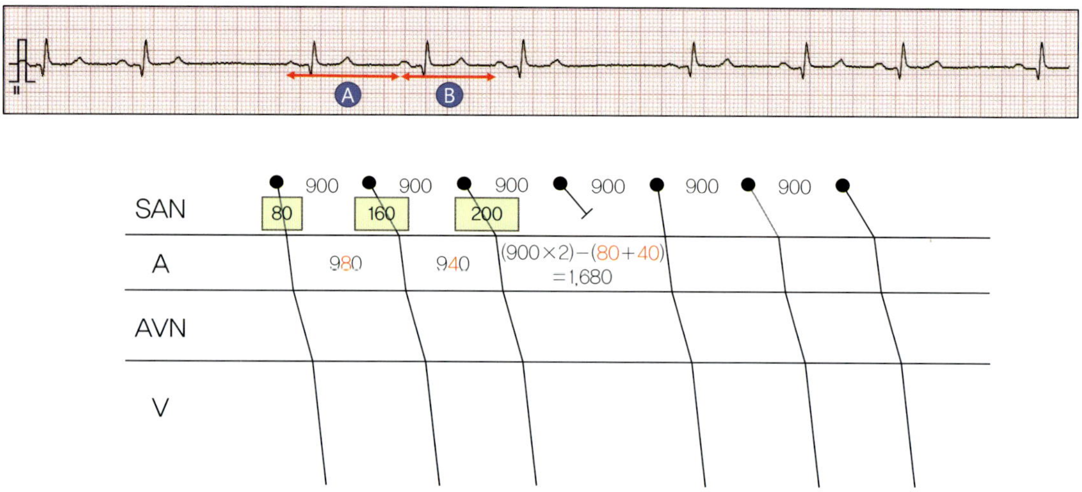

그림 12-2 모비츠 1형 동방차단의 심전도와 사다리 모식도

위쪽의 심전도와 아래쪽의 사다리 모식도는 서로 대응이 되도록 배치하였다. 심전도는 PP간격이 짧아지다가 P가 관찰되지 않으면서 박동이 한 번 빠지는 것을 보여주고 있다. (자세한 설명은 본문 참조)

왜 그런가요?

이제 아래쪽에 사다리 모식도를 같이 살펴봅시다. 동결절이 언제 박동을 만들어내는지는 알 수 없지만, P파가 시작되기 80 ms 전이라고 가정합니다. 검은색 점으로 표시한 것이 동결절에서 맥을 만들어 내는 것을 의미하고, 이게 심방에 전달되면 그때 P파가 시작됩니다. 이후 방실결절을 거쳐 심실에 이르면 QRS가 시작되지요. 휴지기가 있는 공간에도 전도되지 못한 동결절의 흥분이 있었다고 가정하면 동결절의 박동간격은 900 ms입니다. P파가 시작하는 순간까지 빗금으로 표시하면 가상의 동결절–심방 전도시간이 나옵니다. 휴지기 이후의 첫 번째 동결절–심방전도가 80 ms이고 이후 160, 200으로 순차적으로 늘어나다가 빠집니다. 물론 동결절–심방 전도는 체표심전도로는 알 수 없습니다. 우리가 볼 수 있는 것은 PP간격뿐입니다. 두 번째 동결절–심방 전도가 첫 번째에 비해 80 ms 길어진 반면, 세 번째 동결절–심방 전도는 두 번째에 비해 40 ms 길어졌습니다. 즉 늘어나는 정도가 40 ms 줄어든 것이지요. 그래서 PP간격은 첫 번째와 두 번째 사이가 980 ms이고, 두 번째와 세 번째는 940 ms로 줄어듭니다. 이후에는 동방차단이 일어나고요. 이때 휴지기는 원래 동결절 흥분 간격인 900 ms의 두 배에서 앞에 늘어난 부분(80 ms+40 ms)을 뺀 1,680 ms가 됩니다.

이해가 될 것 같기도 합니다.

차분하게 생각해보기 바랍니다. 같은 원리로 모비츠 1형 방실차단은 RR간격이 줄어들다가 빠지는 겁니다.

이해하는 것은 나중으로 미루고 일단 암기해 보겠습니다. QRS가 몰려 있는 소위 grouped beats이 보일 때, 빈 공간에 P파가 없다면 2도 동방차단을 의미하는데, PP간격이 일정하다가 빠지면 모비츠 2형이고, PP간격이 줄어들다가 빠지면 모비츠 1형이라고 하면 될까요?

하하. 그것만 기억해도 감별하는 데는 어려움이 없겠네요. 사실 환자를 치료하는 입장에서 둘을 구분하는 것은 큰 의미가 없을지도 모릅니다. 서맥 치료에서 가장 중요한 것은 증상의 여부이고, 모비츠 1형이든 2형이든 휴지기가 길고 반복되어 증상이 동반된다면 인공심박동기 삽입이 필요합니다. 다만 심장의 전기현상을 이해하는 재미를 느껴보기 바랍니다.

13 Chapter 삼섬유속 차단 (Trifascicular Block)

삼섬유속 차단(trifascicular block)과 완전방실차단(complete AV block)은 어떻게 다른가요?

좋은 질문이네요. 우선 삼섬유속 차단에 대해 알아봅시다. 먼저, 심장의 전도계를 잠깐 살펴볼까요? 방실결절을 지나 히스속을 지난 후에는 좌각(left bundle)과 우각(right bundle)으로 나뉘는 것은 알지요?

좌각은 다시 좌전섬유속(left anterior fascicle)과 좌후섬유속(left posterior fascicle)로 나뉩니다.

그래서 사실 좌각, 우각으로 나누지만, 좌각이 다시 둘로 갈라지므로, 심실전도계는 크게 세 분지가 있다고 보는 게 맞습니다. 좌심실이 크고 중요하니까 분지가 두 개 있는 것이지요.

제 생각에 삼섬유속 차단이면, 세 개의 분지가 다 끊어진 건데, 완전방실차단과 같은 것 아닙니까?

그렇게 생각할 수 있습니다. '차단(block)'이라는 말이 '끊어진다'는 뜻이니까요. 하지만 1도 방실차단을 생각해볼까요? 그건 방실전도가 지연되는 것일 뿐인데도, 차단이라는 말을 쓰잖아요? 즉 차단이라는 용어는 심각한 전도장애와 유사한 의미이고, 완전히 끊어진 경우만을 의미하는 것은 아닙니다.

그럼 삼섬유속 차단은 심전도에서 어떻게 보이나요?

이제 심전도를 봅시다. 그림 13-1을 보고 판독해볼까요?

맥박은 분당 60회 정도 되고, P와 QRS는 각각 1:1로 대응되는 동율동입니다. PR간격이 길어져 있으므로 1도 방실차단입니다. 중간에 VPC가 하나 있고요.

QRS모양도 살펴봅시다. 흉부유도는 어떤가요?

V1이 rsR의 토끼 귀 모양이고 V5-6에서 넓고 깊은 S파가 관찰되어 우각차단임을 알 수 있습니다.

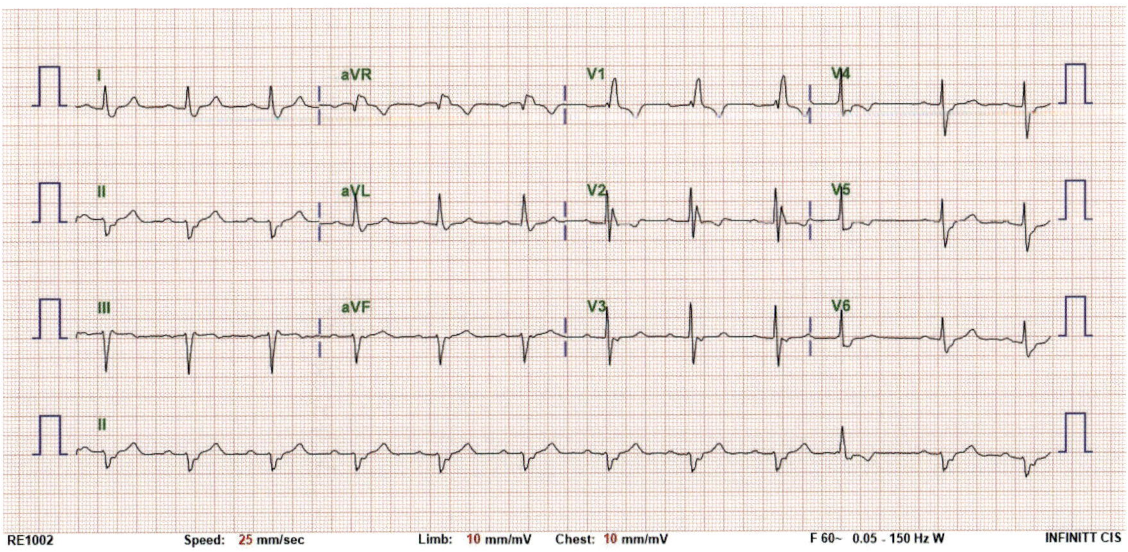

그림 13-1 삼섬유속 차단

V1이 rsR이고 I, aVL, V5-6 등에서 깊고 넓은 S파가 관찰되는 우각차단이다. 한편 II, III, aVF는 모두 음(negative)으로 좌전섬유속차단을 의미한다. PR간격은 220 ms로 약간 증가돼 있다.

잘 보았습니다. 이번에는 사지유도의 축(axis)을 볼까요?

유도 II, III과 aVF가 음(negative)으로 관찰되는 것으로 보아, 좌전섬유속차단(left anterior fascicular block, LAFB)이 동반된 것 같습니다.

지금 판독한 소견을 종합하면, 우각차단, 좌전섬유속차단, 1도방실차단이 조합된 것이군요. 그 말은 심실전도는 어떤 분지를 통해서 된다는 건가요?

우각도 차단이고, 좌전섬유속도 차단이니까, 좌후섬유속(left posterior fascicle, LPF)으로만 전도되는 것 같습니다.

그런데 PR간격이 길잖아요? 그 얘기는 좌후섬유속의 전도도 그다지 신통치 않다는 것을 의미합니다. 즉 전도장애가 있다는 뜻이지요. 이런 경우 '삼섬유속차단'이라고 합니다.

그러면 우각차단과 좌전섬유속 또는 좌후섬유속 차단이 동반된 것을 이섬유속차단(bifascicular block)이라고 하니까, 삼섬유속차단은 이섬유속차단과 1도 방실차단이 같이 있는 경우라고 생각하면 되나요?

정확합니다.

그러면, 그림 13-1 증례와 같이 우각차단과 좌전섬유속차단뿐만 아니라, 우각차단과 좌후섬유속차단이 있고 1도 방실차단이 있는 경우도 삼섬유속차단이 되겠네요.

그렇습니다. 방실차단은 꼭 1도가 아니라 2도 방실차단도 포함합니다. 또한, 1도 혹은 2도 방실차단이 없어도, 우각차단이 있고 좌전섬유속차단과 좌후섬유속차단이 번갈아 나오는 것도 삼섬유속 차단에 포함합니다. 이를 요약해서 표현하면 다음과 같습니다. 이중 여기서 소개한 우각차단과 좌전섬유속차단이 동반된 증례가 가장 흔합니다.

Bifascicular block + 1st degree AV block

Bifascicular block + 2nd degree AV block

RBBB + alternating LAFB/LPFB

삼섬유속차단은 어떻게 치료하나요?

무증상인 경우는 치료하지 않습니다. 그림 13-1의 증례는 PR간격이 220 ms정도로 많이 길지 않고, 서맥으로 인한 증상이 없었기에 박동기 삽입은 필요하지 않았습니다.

하지만 실신 등이 있는 환자라면, 심전도를 찍을 때는 비록 신통치 않은 분지라도 이를 통해서 1:1 대응으로 전도되었지만, 가끔씩 전도가 완전이 차단될 수 있다는 합리적 의심이 들 수 있습니다. 따라서 인공심박동기 삽입이 필요합니다. 그림 13-2는 삼섬유속차단의 또 다른 예로 그림 13-1과 마찬가지로 우각차단+좌전섬유속차단+1도 방실차단이 동반되었으며 박동수는 분당 43회입니다. 참조하시기 바랍니다.

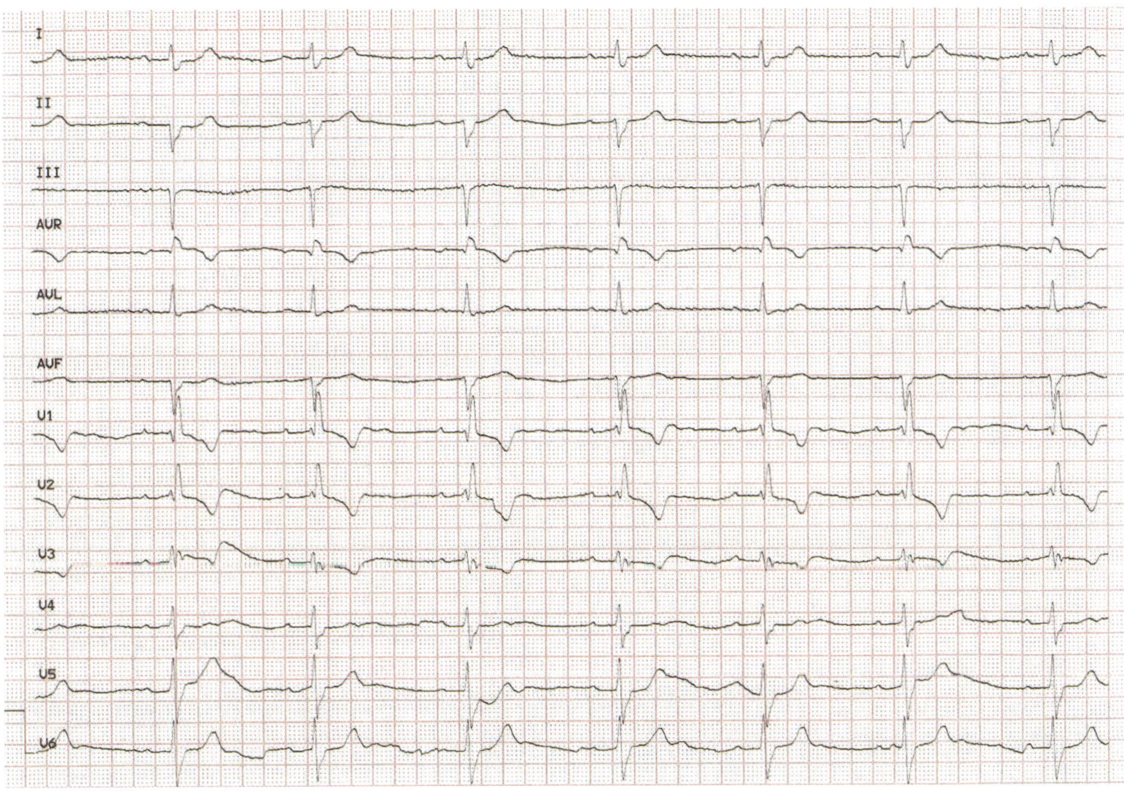

그림 13-2 삼섬유속 차단

그림 13-1과 비슷한 소견으로 우각차단, 좌전섬유속차단, 1도 방실차단이 동시에 관찰된다.

14

Chapter

빈맥, 쉽게 감별할 수 없나요?

- 빈맥의 감별진단

빈맥을 쉽게 감별하는 방법이 없을까요?

빈맥의 종류는 다양하지만, 실제 자주 보는 것은 많지 않습니다. 심전도 실력은 한번에 정답을 맞히는 데 있는 것이 아니라, 가능성 있는 진단을 나열하고 하나씩 감별해내는 데 있지요. 심전도 실력이 늘면 저절로 감별진단이 떠오르지만, 초보자가 한 단계 높은 실력을 갖추는 데는 암기만 한 것이 없습니다. 여기서는 빈맥을 네 카테고리로 분류하고, 각각 흔한 진단으로 무엇이 있는지 암기해봅시다.

결국 암기인가요?

이해가 되고 나면, 외우지 않아도 저절로 떠오릅니다. 빈맥의 정의가 무엇인가요?

분당 100회 이상의 맥박을 빈맥이라고 합니다.

우선 빈맥을 보면 다음 두 가지를 먼저 생각합니다. RR간격이 규칙적인지 아닌지, QRS폭은 120 ms 이상인지 미만인지. 심전도의 작은 눈금이 40 ms이므로 QRS폭이 눈금 세 개 이상이면 넓은 QRS, 미만이면 좁은 QRS라고 합니다. 이렇게 하면 2×2로 네 가지로 나눌 수 있습니다. 표 14-1을 봅시다.

표 14-1

	Narrow QRS(<120 ms)	Wide QRS(≥120 ms)
Regular RR interval	AVNRT AVRT Atrial tachycardia Atrial flutter	Ventricular tachycardia SVT with bundle branch block Antidromic AVRT
Irregular RR interval	Atrial fibrillation Multifocal atrial tachycardia	WPW with atrial fibrillation

AVNRT, atrioventricular nodal reentrant tachycardia; AVRT, atrioventricular reentrant tachycardia; SVT, supraventricular tachycardia; WPW, Wolff–Parkinson–White

일단 빈맥 심전도는 QRS폭과 RR의 규칙성으로 네 가지 중 하나로 분류하고, 감별진단 목록을 떠올리라는 말이네요. 그런데 저는 심실상성빈맥과 심실빈맥으로 나눈다고 배웠습니다. QRS 폭으로만 구분하는 것과 차이가 있나요?

좋은 질문입니다. 심실상성빈맥은 좁은 QRS빈맥이고, 심실빈맥은 넓은 QRS빈맥입니다. 그런데 역은 성립하지 않습니다. 즉, 좁은 QRS빈맥은 심실상성빈맥이지만, 넓은 QRS빈맥이 모두 심실빈맥은 아닙니다. 넓은 QRS빈맥에는 일부 심실상성빈맥이 포함되어 있습니다. 개념적으로는 심실상성빈맥/심실빈맥이 이해하기가 쉽지만, 심전도를 판독할 때는 기전을 모르는 상태이므로 QRS가 '넓다/좁다'로만 말하는 것이 더 정확합니다.

넓은 QRS빈맥을 심실빈맥이라고 섣불리 진단해서는 안 된다는 말씀이네요.

그렇습니다. 자 그럼 표를 보면서 생각해 볼까요? 첫째, RR이 규칙적이고 좁은 QRS에 해당하는 빈맥은 방실결절회귀빈맥(atrioventricular nodal reentrant tachycardia), 방실회귀빈맥(atrioventricular reentrant tachycardia), 심방빈맥(atrial tachycardia), 심방조동(atrial flutter)이 있습니다. 발작성심실상성빈맥(paroxysmal supraventricular tachycardia, PSVT)이라고 하면 보통 방실결절회귀빈맥과 방실회귀빈맥을 말합니다. 둘째, 넓은 QRS이고 규칙적이면 일단 심실빈맥을 먼저 생각합니다.

심실상성빈맥이 QRS가 넓게 보이는 경우는 어떤 것이 있나요?

우선, 심실상성빈맥에 각차단이 동반되면 QRS가 넓게 보입니다. 각차단은 동율동일 때에도 있던 것일 수도 있고, 빈맥이 생김에 따라 없던 각차단이 편위전도(aberrant conduction)되면서 생길 수도 있습니다. 편위전도가 기억나지 않으면 3장을 다시 복습해 보세요. 또한, 심실 조기흥분(pre-excitation) 있는 환자에서 역방향(antidromic)의 방실회귀빈맥이 발생하면 넓은 QRS를 보입니다.

조기흥분이 있다는 것은 부전도로가 있다는 말인데, 부전도로로 인한 방실회귀빈맥에서 역방향이 무슨 뜻인가요?

역방향의 방실회귀빈맥이란 심방에서 심실로는 부전도로를 통해서 내려가고, 심실에서 심방으로는 방실결절을 통해서 올라가는 것을 말합니다. 방실결절을 지나가는 방향이 역방향이므로 그렇게 부릅니다.

그러면 부전도로가 연관된 방실회귀빈맥에서 방실결절을 타고 내려가는 정방향의 빈맥은 좁은 QRS이고, 반대 방향으로 도는 역방향의 빈맥은 넓은 QRS가 되는 것이네요.

잘 이해하였습니다. 셋째, 좁은 QRS이고 RR간격이 불규칙한 경우는 심방세동(atrial fibrillation)과, 다소성심방빈맥(multifocal atrial tachycardia)을 생각합니다.

다소성심방빈맥이 무엇입니까?

다소성심방빈맥은 이소성 P가 선행하는 빈맥인데, 이소성 P가 여러 개인 것을 말합니다. 즉 심방의 한 군데가 아닌 여러 군데에서 다양한 P를 만들고 이것이 심실로 전달되기 때문에, PP간격과 모양이 모두 다른 것이 특징입니다. 심방세동은 P파가 없는 것이 감별점이지요.

그러면 마지막으로 넓은 QRS이고 RR이 불규칙한 경우만이 남았네요.

이 심전도는 무조건 WPW증후군에서 심방세동이 동반된 경우라고 생각하면 됩니다.

하지만, 심실세동 심전도도 이 분류에 해당된다고 생각하는데요.

심실세동은 심박출량이 전혀 없는 쇼크이므로 12유도 심전도를 얻을 겨를이 없고, 바로 제세동이 필요한 상황이므로 실제 임상에서 감별할 일은 없습니다. 또한, Torsade de pointes도 넓은 QRS이고 RR간격이 불규칙하다고 할 수 있으나, 리본을 꼬아 놓은 듯한 특징적인 심전도 소견이 있으므로 굳이 표에 포함하지 않았습니다. 각 빈맥에 대한 상세한 내용은 별도의 장에서 다루겠습니다.

15 Chapter Long RP vs. Short RP Tachycardia

빈맥의 감별진단에 대해 분류법과 해당진단을 배웠습니다. 각 카테고리 안에서는 어떻게 감별할 수 있나요?

먼저 RR간격이 일정한 좁은 QRS빈맥에 대해 살펴봅시다. 방실결절회귀빈맥(AVNRT), 방실회귀빈맥(AVRT), 심방빈맥(AT), 심방조동(AFL) 네 가지가 있다고 했지요? 다음 순서는 P파를 찾는 것입니다. P파는 QRS 또는 T파 안에 숨을 수도 있으므로 자세히 관찰합니다. P파가 관찰되면 RP와 PR간격을 비교합니다. 그림 15-1을 봅시다. P파를 화살표로 표시했습니다. RP간격과 PR간격에 대해서 말해볼까요?

A와 B는 RP간격이 PR간격보다 짧고, C는 깁니다.

A와 B만 비교하면 둘 중 어느 것이 RP간격이 더 짧은가요?

A가 더 짧은 것 같습니다.

맞아요. A, B에서 P파는 모두 음으로 관찰되는데 A의 P파는 QRS와 바짝 붙어 있어 거의 구분하기가 어렵고, 마치 S파처럼 보입니다. 이를 pseudo S'라고도 합니다.
순서대로 진단을 나열하면 AVNRT, AVRT, AT입니다. AVNRT와 AVRT는 RP간격이 PR간격보다 짧고, AT는 RP간격이 PR간격보다 깁니다.

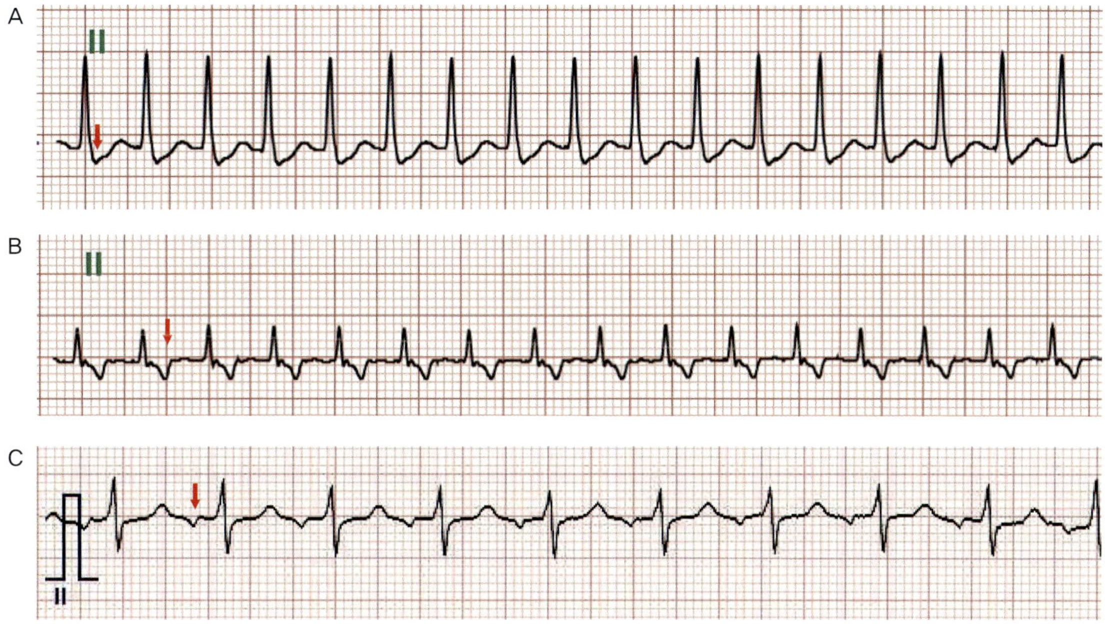

그림 15–1 다양한 RP간격을 보이는 심실상성빈맥의 예

A, B: Short RP tachycardia. 화살표는 P파를 가리킨다. A와 B에서 P파는 음이며 둘 다 RP간격이 PR간격보다 짧지만 A가 B보다 더 짧다. 사실 A는 P파가 S파처럼 보일 정도로 QRS파와 바짝 붙어 있다. A는 AVNRT이고 B는 AVRT이다.
C: Long RP tachycardia. 화살표는 P파를 가리킨다. P파는 음이며 RP간격이 PR간격보다 길다. 이 환자는 AT였다.

왜 그렇습니까?

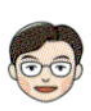

AVNRT는 회귀고리가 방실결절 안에 있어 고리 밖으로 나온 전기자극이 심방과 심실 양쪽으로 거의 동시에 전달됩니다. 따라서 RP간격이 가장 짧습니다(그림 15–1A). P파가 QRS 안에 숨어, 안 보이는 경우도 흔합니다. 또한, 전도속도가 매번 달라지거나, 전도차단이 되지 않는 한 RP간격은 일정하게 됩니다. AVRT는 회귀고리의 순서가 방실결절, 심실, 부전도로, 심방, 다시 방실결절로 이어집니다. 부전도로는 심장근육세포와 같은 성질을 갖기 때문에 전도속도가 방실결절에 비해 빠릅니다. 따라서 심실에서 심방으로 전도되는 시간(RP간격)이 심방에서 심실로 전도되는 시간(PR간격)보다 짧고 일정합니다(그림 15–1B).

AVNRT와 AVRT 사이에 RP간격이 약간 차이가 나는 것은 왜 그렇습니까?

방금 설명한 대로, AVNRT는 방실결절내 회귀고리에서 나온 전기가 심방과 심실 양 방향으로 거의 동시에 전달되기 때문에, P가 QRS에 숨는 경우도 많습니다. QRS 뒤에 따라온다고 해도, S파와 바짝 붙어있습니다. 한편, AVRT는 심실로 전도된 전기가 부전도로를 거쳐 심방으로 전달되므로, 부전도로의 전도가 빠르다고 해도 물리적인 거리가 있어 RP간격이 AVNRT보다는 길게 관찰됩니다.

AT는 어떻게 감별하나요?

AT는 심방의 특정부위에서 시작되어 방실결절을 거쳐 심실로 전달됩니다. 흔하게 생기는 부위는 분계능선(crista terminalis), 폐정맥(pulmonary vein), 관상정맥동(coronary sinus), 심방중격(atrial septum), 심방이(appendage) 등입니다. 전기자극이 심실로 전도되면 그것으로 끝이고 심방에서는 새로 다음 자극이 형성되므로 심실(QRS)과 심방(P) 사이에 연관관계가 없어 RP간격은 일정하지 않고 PR간격에 비해 깁니다(그림 15-1C).

그렇다면 RP가 짧으면 AVNRT/AVRT이고 RP가 길면 AT로 생각하면 되겠네요.

물론 예외는 있습니다. 예를 들어, 부전도로의 전도속도가 매우 느리다면 AVRT임에도 불구하고 RP간격이 길 수 있고, AT가 매우 빠른 경우 PR이 길어지면서 RP간격이 상대적으로 짧게 보일 수 있지만, 이런 것은 전기생리학적 검사를 해야만 감별이 가능하므로, 체표심전도를 판독할 때는 감별진단의 우선순위에 있는 것을 먼저 떠올려야 합니다.

RR이 규칙적인 좁은 QRS빈맥에는 심방조동이 포함되어 있는데, 심방조동은 RP간격으로 알 수 없나요?

심방조동은 조동파라고 하여 뚜렷한 P가 관찰되지 않는 것이 특징이므로 RP간격을 측정할 수 없습니다. 요약하면 규칙적인 정상 QRS빈맥에서 짧은 RP간격을 보이면 심실상성빈맥, 즉 AVNRT와 AVRT를 먼저, 긴 RP간격을 보이면 AT를 먼저 생각하면 됩니다.

AVNRT의 회귀기전

16
Chapter

이번에는 방실결절회귀빈맥(atrioventricular nodal reentrant tachycardia, AVNRT)의 회귀기전에 대해 살펴봅시다. AVNRT의 회귀고리(reentry circuit)는 어디 있을까요?

AVNRT이니까 방실결절 안에 있겠지요?

이름에서 쉽게 유추해 볼 수 있지요? 방실결절 내에 두 개의 경로가 고리를 형성한다고 가정합니다. 이중 전도가 빠른 것을 fast pathway(FP)라고 하고, 느린 것을 slow pathway(SP)라고 합시다. 그림 16-1에서 α로 표시한 것이 SP이고, β로 표시한 것이 FP입니다.

모든 사람이 다 FP, SP를 갖고 있나요?

대개는 FP만 갖고 있습니다만, AVNRT가 없는 환자에게서 SP가 있기도 합니다. 즉, SP가 있다고 모두 AVNRT가 생기는 것은 아닙니다. 그 이유는 설명을 듣고 나면 이해가 될 것입니다. 이 FP와 SP는 전도 속도뿐만 아니라 불응기(refractory period)도 서로 다릅니다. FP는 전도속도가 빠르지만 불응기는 길고, SP는 전도속도가 느리지만 불응기는 짧습니다. 즉 다음번 흥분할 때까지 걸리는 시간이 상대적으로 짧다는 의미입니다.

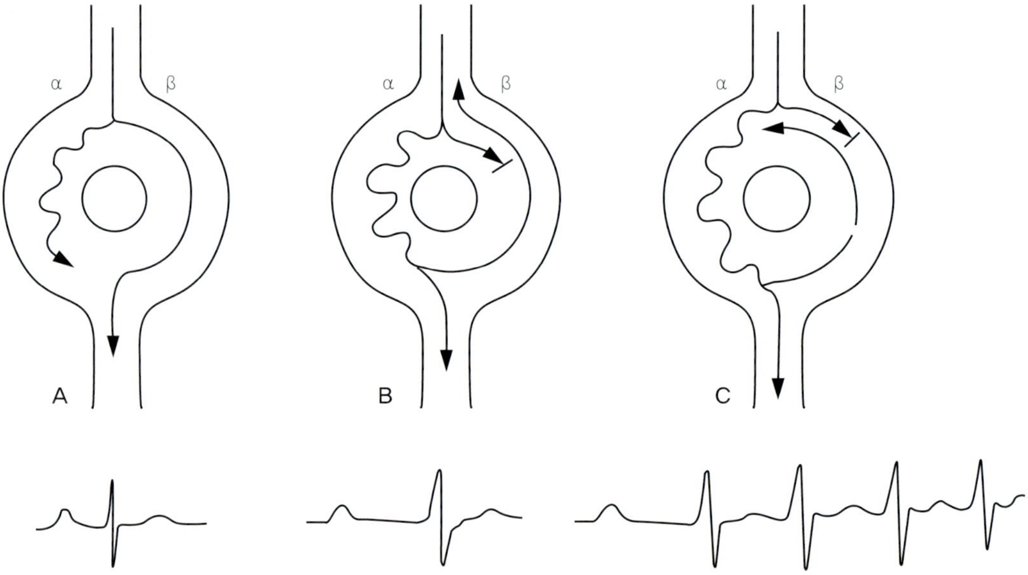

그림 16-1 방실결절회귀빈맥의 회귀고리

동율동일 때는 FP와 SP 양쪽으로 전기가 전도됩니까?

그림 16-1A를 봅시다. 전기는 SP와 FP 양쪽으로 내려갑니다만, FP가 빠르므로 SP로 전도되는 것은 드러나지 않습니다. 그런데 FP에 전도차단이 올 정도로 빠른 APC가 나오면 어떻게 될까요?

3장에서 그런 경우 non-conducted APC라고 배웠습니다. 이소성 P만 보이고 QRS는 따라 붙지 않습니다.

만약 SP가 없다면 그렇겠지요. 그렇지만 SP가 있다면 달라집니다. SP는 FP보다 불응기가 짧다고 했지요? 따라서 FP는 불응기에서 못 벗어났지만, SP는 벗어나서 흥분할 준비가 되었습니다. 그러면 그림 16-1B와 같이 전기전도가 SP를 타고 내려갑니다. 이 SP는 전도 속도가 느리므로 체표심전도에서 PR간격은 길어집니다.

심전도에서 APC가 나오면서 PR이 길어지면 SP가 존재한다는 뜻인가요?

맞아요. 이렇게 SP를 타고 내려간 전도가 방실결절의 하부에 도달했을 때는 FP가 불응기에서 벗어날 수 있겠지요?

SP는 전도 속도가 느리므로 그럴 수 있을 것 같습니다.

이때 만약 FP가 역방향으로 전도될 수 있다면 어떤 일이 벌어질까요?

FP를 타고 올라간 전기전도가 심방으로 전달될 것 같습니다.

이렇게 FP를 타고 올라간 전기가 방실결절의 상부에 도달하였을 때, SP가 다시 흥분할 준비가 되었다면(불응기가 짧으므로 가능하다) 다시 SP를 타고 내려올 수 있습니다. 그림 16-1C처럼 전기가 뱅글뱅글 돌면서 회귀고리를 형성하는 것이 AVNRT의 특징입니다. 방실전도가 SP로 전도되면서 회귀고리가 시작하므로 빈맥이 시작할 때 PR이 길어지는 것이 진단적 가치가 있는 소견입니다.

빈맥의 시작부위가 기록된다면 진단에 많은 도움이 되겠군요.

그렇습니다. 또한, AVNRT는 회귀고리가 방실결절 내에 있고 전기자극은 방실결절에서 심방과 심실 양방향으로 동시에 전달됩니다. 전도 속도에 따라 P파는 QRS 앞, 가운데, 뒤에 있을 수 있는데, 뒤에 있다 하더라도 RP간격이 매우 짧아 초심자들은 P파로 인식하지 못할 수 있습니다. 그림 16-2에서 화살표로 표시한 부분이 P파입니다. 축을 보면 II, III, aVF에서는 음이고 aVR과 aVL은 양입니다. 기억나는 것 없어요?

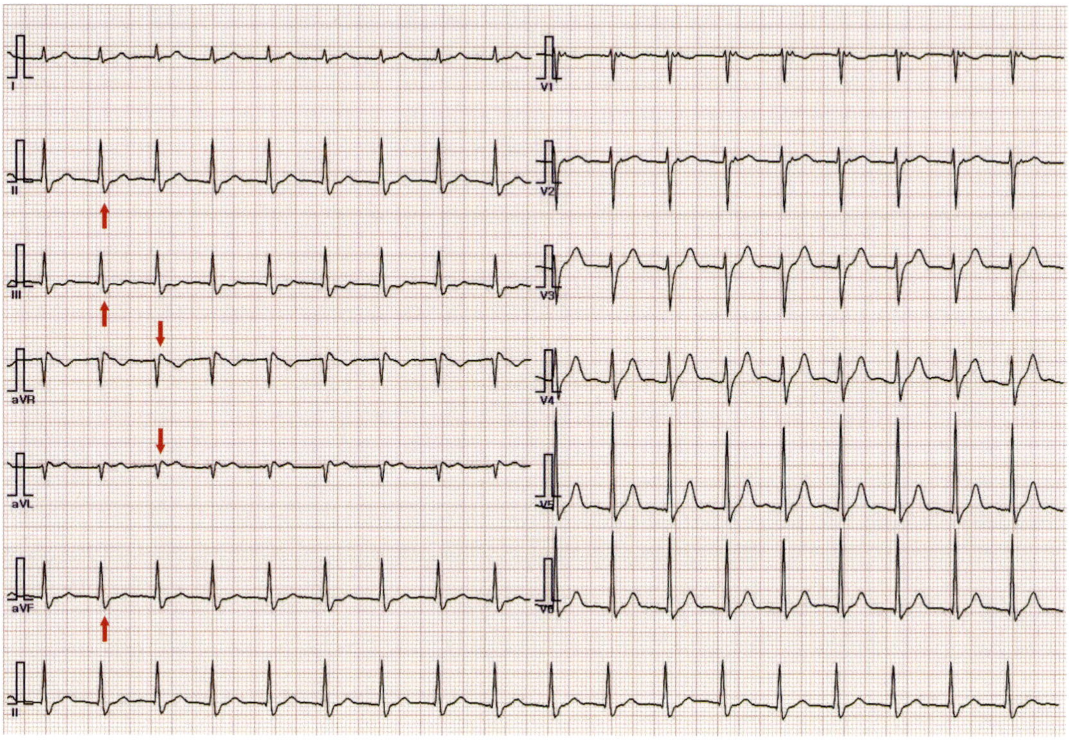

그림 16-2 방실결절회귀빈맥의 심전도
유도 II, III, aVF에는 pseudo S'가, aVR, aVL에는 pseudo R'이 관찰된다(화살표).

4장에서 이처럼 보이는 P파는 방실결절에서 올라가는 역행성 P파라고 배웠습니다.

잘 기억하고 있네요. 하지만 P파가 QRS 뒤에 바짝 붙어서 홈(notch)이 있는 정도로만 보이고 말지요? 그래서 II, III, aVF에서 보이는 것을 pseudo S'로, aVR, aVL에서 보이는 것을 pseudo R'로 부르기도 합니다. 이런 홈이 P파인지 정말 R 또는 S인지를 감별하기 위해서는 정상 동율동 심전도와 비교해 보아야 합니다. 그림 16-3은 같은 환자가 동율동으로 돌아왔을 때의 심전도입니다. 여기서는 R' 또는 S'이 관찰되지 않습니다.

요약하자면 AVNRT는 빈맥이 시작할 때 PR간격이 증가하고, 빈맥일 때 QRS 직후에 방실결절에서 올라가는 역행성 P파가 관찰되는 것이 특징이군요.

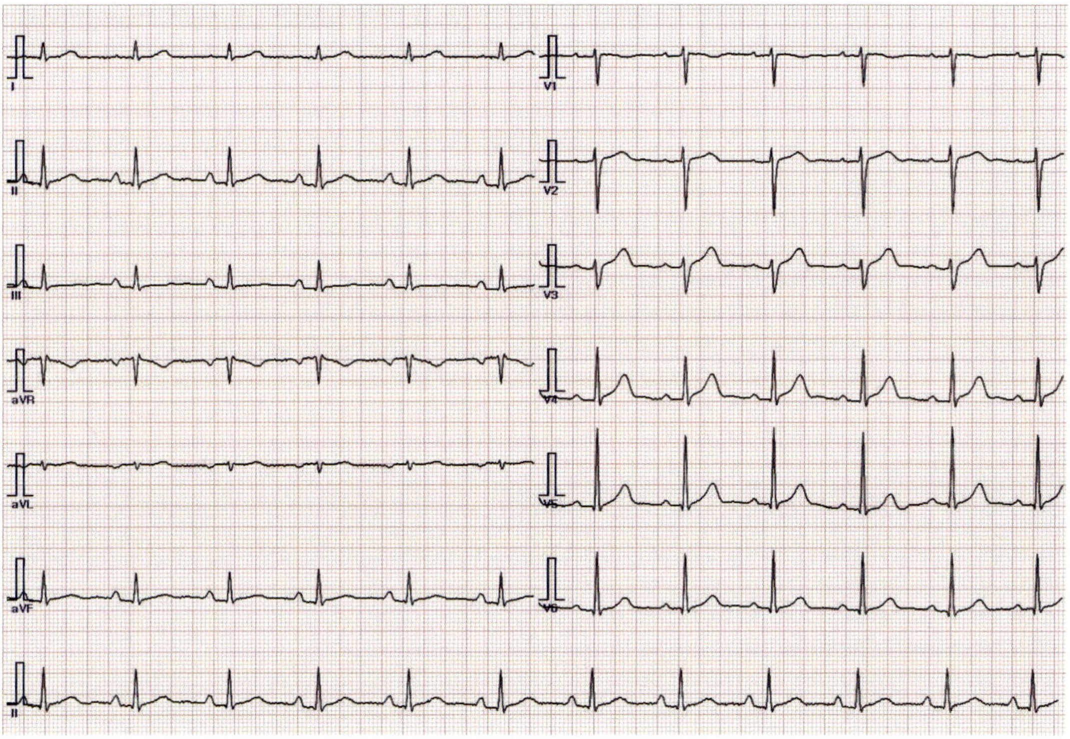

그림 16–3 **같은 환자의 동율동 심전도**

빈맥일 때 관찰되었던 pseudo R', pseudo S'이 없다.

그렇습니다. 설명한 바와 같이 AVNRT가 생기기 위해서는 불응기에도 차이가 있어야 하고, FP로 역행전도가 일어나는 전제가 있어야 하므로, SP가 있다고 다 AVNRT가 생기는 것은 아닙니다.

17 Chapter AVRT의 회귀기전

방실회귀빈맥(atrioventricular reentrant tachycardia, AVRT)의 회귀고리는 어떻게 만들어질까요?

한쪽은 방실결절이고 다른 한쪽은 부전도로입니다.

맞아요. 부전도로에 의한 전기전도를 조기수축(pre-excitation)으로 부르고 심전도에서 델타파로 보인다고 했습니다. 부전도로가 심실을 먼저 수축시키는 이유가 뭐라고 했지요?

부전도로는 심근세포와 비슷한 전도속도를 갖기 때문이라고 2장에서 배웠습니다.

잘 기억하고 있군요. 방실결절은 심근세포보다 전도속도가 느리지요. 하지만 전기자극이 방실결절을 지나면 이후는 히스속과 푸르킨예섬유 등 특화된 전도체계를 통해 빠르게 전달됩니다. 반면 부전도로는 자기 주변 심근의 탈분극은 먼저 일으키지만, 그 이후로는 심근을 통해 전기자극을 전달해야 하므로 방실결절을 지나는 전도보다는 느리지요. 따라서 심전도는 처음에는 부전도로의 전도가 빨라 델타파가 보이고, 이후에는 방실결절을 지난 자극이 특화된 전도체계를 통해 심실수축을 마무리하므로 심실수축이 끝나는 시간은 정상입니다(그림 17–1).

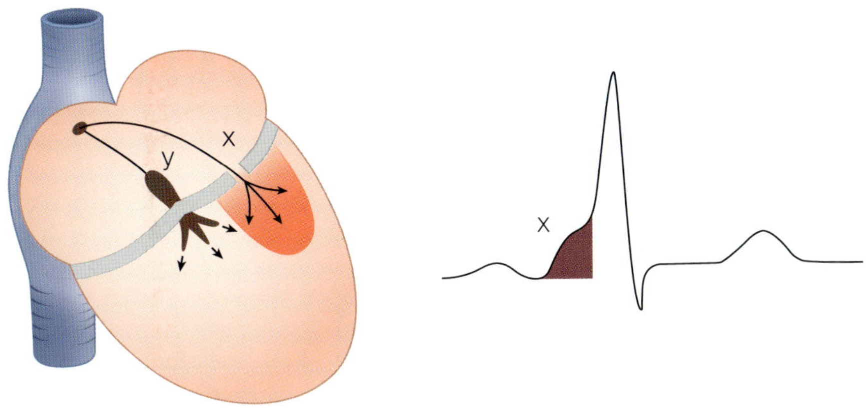

그림 17-1 부전도로와 델타파

초기에는 부전도로를 통해 전달되는 전기자극(x)이 빨라 델타파로 나타나지만, 나중에는 방실결절을 지나는 전도(y)가 빨라 심실수축이 끝나는 시간은 정상과 같다.

PR간격은 짧지만, QRS가 끝나는 시간은 부전도로가 없는 경우와 같다는 말씀이네요.

그렇습니다. 그림 17-2A도 같은 내용을 설명한 그림입니다. 그런데 심방조기수축(APC)이 발생하면 부전도로는 불응기이므로 전도되지 않고, 방실결절로만 전기자극이 전도됩니다. 이때 델타파는 어떻게 될까요?

전도가 없으니까 델타도 없어지나요?

그렇습니다. 델타가 없어지면서 PR 간격도 정상이 됩니다. 방실결절을 지난 전기자극은 심실로 전도됩니다. 이때 부전도로는 불응기에서 벗어날 시간적 여유를 갖게 됩니다.

그러면 심실로 전도된 전기자극이 다시 부전도로를 타고 심방으로 올라갈 수 있겠군요.

심방으로 올라간 전기자극이 다시 방실결절을 타고 내려오면 회귀고리가 형성되는 겁니다(그림 17-2C).

AVRT의 회귀고리는 AVNRT에 비해 크다고 볼 수 있겠네요.

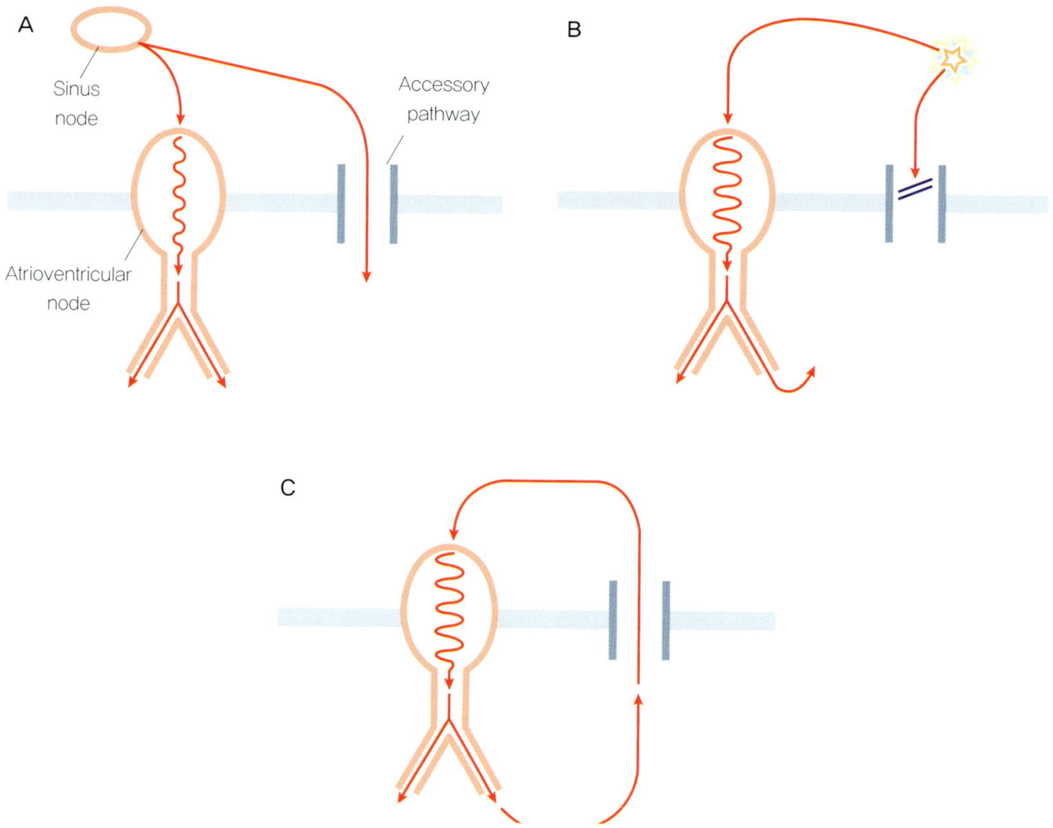

그림 17-2 **방실회귀빈맥의 회귀고리**

맞아요. 여기서 AVRT와 AVNRT의 RP간격을 비교해 봅시다. 앞에서 AVNRT의 RP간격은 어떻다고 했지요?

AVNRT는 회귀고리가 방실결절 내에 있어 심방과 심실로 동시에 전기자극이 전달되기 때문에 RP간격이 아주 짧다고 배웠습니다.

AVRT도 RP간격이 PR간격에 비해서는 짧습니다. 하지만 그림 17-2C를 보면 심실탈분극 뒤에 심방탈분극까지는 물리적 거리가 존재하므로, AVNRT처럼 RP간격이 아주 짧지는 않습니다.

RP간격만으로 감별이 가능한가요?

RP간격이 90 ms 이하면 AVNRT로 생각합니다. 하지만 90 ms가 넘는다고 모두 AVRT는 아닙니다. 왜냐하면, AVNRT도 심방으로 전도되는 시간이 느릴 경우 RP간격이 90 ms 이상이 될 수 있기 때문입니다. 하지만 90 ms 이하라면 AVRT가능성은 거의 없다고 봅니다.

18 Chapter 좁은 QRS빈맥에서 아데노신을 주면?

앞에서 방실결절회귀빈맥(AVNRT)과 방실회귀빈맥(AVRT)의 회귀기전에 대해서 배웠습니다. 이 둘은 발작성 심실상성빈맥(PSVT)이라고 부릅니다. PSVT를 종료시키는 약물이 무엇인지 아나요?

아데노신(adenosine)입니다.

작용기전은요?

방실결절을 차단합니다.

맞습니다. 아데노신이 나오기 전에는 베라파밀(verapamil)을 사용하였습니다. 아데노신은 작용시간이 매우 짧아 방실차단 지속시간도 짧으므로 베라파밀보다 안전하게 사용할 수 있습니다. 다만 천식이 있는 환자에서는 주의가 필요합니다. 아데노신은 좁은 QRS빈맥의 감별진단에 유용합니다. 14장에서 규칙적이고 좁은 QRS빈맥에는 PSVT 말고 또 뭐가 있다고 배웠지요?

심방빈맥(AT)과 심방조동(AFL)이 있다고 배웠습니다.

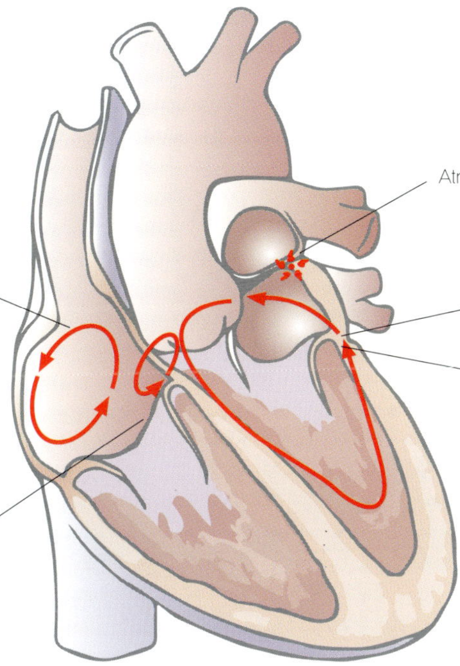

그림 18-1 심실상성빈맥의 대표적인 네 가지

AV, atrioventricular

그림 18-1은 이 네 가지 빈맥의 모식도입니다. AVNRT와 AVRT는 회귀고리에 방실결절이 필수적입니다. 하지만 AFL과 AT는 빈맥의 생성부위와 회귀고리가 심방 내에 있고, 방실결절은 지나가는 길일 뿐입니다. 따라서 아데노신을 사용하여 방실결절을 차단해도 빈맥의 원인은 지속되며 약효가 끝나면 방실전도가 정상으로 회복되면서 빈맥이 다시 나타납니다. 그림 18-2를 봅시다. AVNRT와 AVRT는 아데노신을 투여하면 빈맥이 종료됩니다. 한편 방실차단이 될 때 AT는 P파가 지속해서 보이고, AFL은 조동파(flutter wave)가 관찰됩니다. 실제 심전도를 봅시다. 그림 18-3에서 아데노신을 주기 전과 후가 어떻게 다른가요?

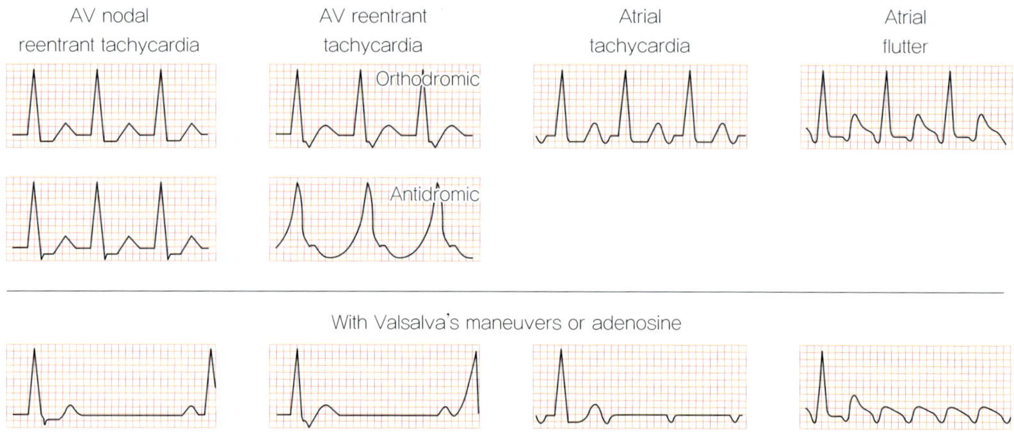

그림 18-2 각 빈맥의 전형적인 모양과 아데노신을 투여했을 때 나타나는 반응

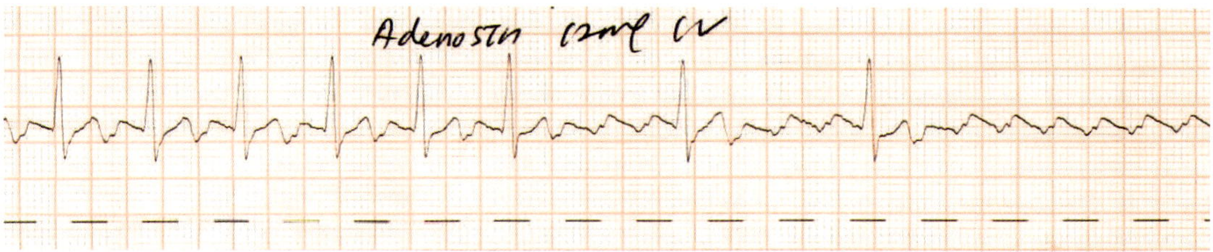

그림 18-3 아데노신 투여 후 flutter wave가 뚜렷이 관찰되는 모습

아데노신을 주기 전에는 뚜렷한 P파가 관찰되지 않는데, 주고 난 후에는 조동파가 비교적 잘 보입니다.

AFL이 2:1전도되면 조동파를 관찰하기 어렵습니다. 하지만 아데노신을 투여하면 일시적으로 방실차단이 되면서 조동파를 쉽게 구분할 수 있습니다.

규칙적이고 좁은 QRS빈맥에서 아데노신으로 빈맥이 종료되었다면 PSVT이고 그렇지 않다면 AT 또는 AFL을 의심한다는 말씀이네요.

그렇습니다. 여기서 초심자들이 쉽게 저지르는 실수를 세 가지 나열하면 다음과 같습니다. 첫째, 아데노신 투여 후 방실결절 차단이 일어나는 것을 확인해야 합니다. 아데노신 6 mg을 주었다고 모두 방실차단이 생기는 것은 아닙니다. 때로는 12 mg을 주거나 베라파밀을 투여해야 하는 경우도 있지요. 아데노신 투여 후 방실차단이 생기지 않은 것을 빈맥이 종료되지 않았다고 오판해서는 안 됩니다. 둘째, 아데노신 투여 후 빈맥이 종료되었다가, 바로 심방조기박동 등이 생기면서 빈맥이 다시 시작되는 경우가 있습니다(그림 18-4). 이를 AT 또는 AFL로 오인하지 말아야 합니다. 이 경우 빈맥의 종료와 시작 시점을 모두 관찰할 수 있어 AVNRT와 AVRT를 감별할 수 있는 좋은 포인트이므로 기록하는 것을 놓치지 말아야 합니다. 셋째, 일부 AT는 아데노신으로 빈맥이 종료되기도 합니다. 아데노신을 투여하면 방실차단이 오고 심방빈맥의 P파가 몇 번 나오다가 종료된다면 PSVT가 아니고 AT입니다(그림 18-5).

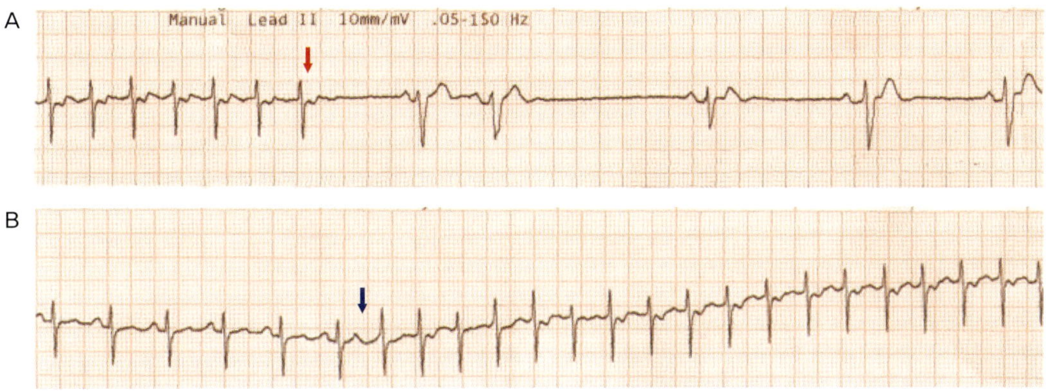

그림 18-4 심실상성빈맥에서 아데노신을 투여한 심전도

A. 아데노신 투여 후 방실차단이 오면서 빈맥이 중단되었다(빨간 화살표). **B.** 잠시 후 맥박이 빨라지고 심방조기박동(파란 화살표)이 나오면서 빈맥이 다시 시작되었다. 빈맥이 완전히 종료되었다가 다시 시작하는 것이지, 일시적인 방실차단이 왔다가 전도가 회복된 것이 아니다. 빈맥이 시작될 때 PR간격의 연장이 심하지 않은 것으로 보아 방실회귀빈맥임을 알 수 있다.

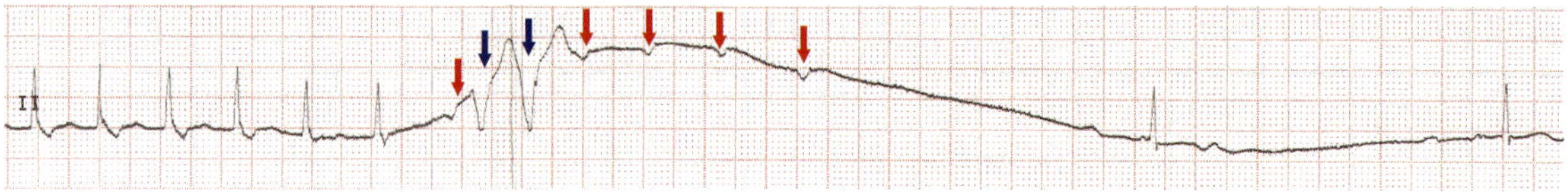

그림 18-5 아데노신 투여 후 심방빈맥(atrial tachycardia)이 종료되는 모습

방실차단이 발생한 부분을 잘 관찰하면 P파(빨간 화살표)가 일정하게 나오다가 없어지는 것을 관찰할 수 있다. 방실차단이 발생하였을 때 심실이탈박동과 심실조기박동이 연달아 나오는 것을 관찰할 수 있다(파란 화살표). 보통 심방빈맥의 아데노신에 대한 반응은 P파만 단독으로 보이다가 방실전도가 회복되면 다시 원래 빈맥으로 돌아가는 양상이지만, 이 환자는 아데노신 투여 후 방실차단이 오면서 P파가 관찰되다가 이후 심방빈맥도 종료되는 모습이다.

WPW증후군에서 부전도로의 위치

19
Chapter

심실조기흥분(pre-excitation)이 있는 WPW증후군의 델타파는 모양이 조금씩 다른 것 같습니다.

왜 그런지 생각해 보았나요?

부전도로의 위치에 따라 다른 걸까요?

맞아요. 부선도로는 방실결절보다 전도 속도가 빨라, 부전도로가 있는 주변의 심실을 먼저 흥분시킨다고 했지요? 이때 부전도로의 위치에 따라 델타파의 모양이 달라집니다. 예를 들어봅시다. 심전도 유도와 가까운 부위에 부전도로가 있다면 델타가 어떤 모양일까요?

심전도 유도에서 멀어지는 방향으로 전도될 테니까 음이 될 것 같습니다.

그래요. 부전도로가 유도가 있는 반대방향에 있다면 이번에는 유도가 있는 쪽으로 전도가 오게 되므로 양이 됩니다. 부전도로의 위치는 보통 네 가지로 나누는데, 빈도 순서로 나열하면 다음과 같습니다: left free wall, posteroseptal, right free wall, anteroseptal sites. 우선 우측인지 좌측인지를 먼저 구분해 봅시다.

어떤 유도를 먼저 보아야 하나요?

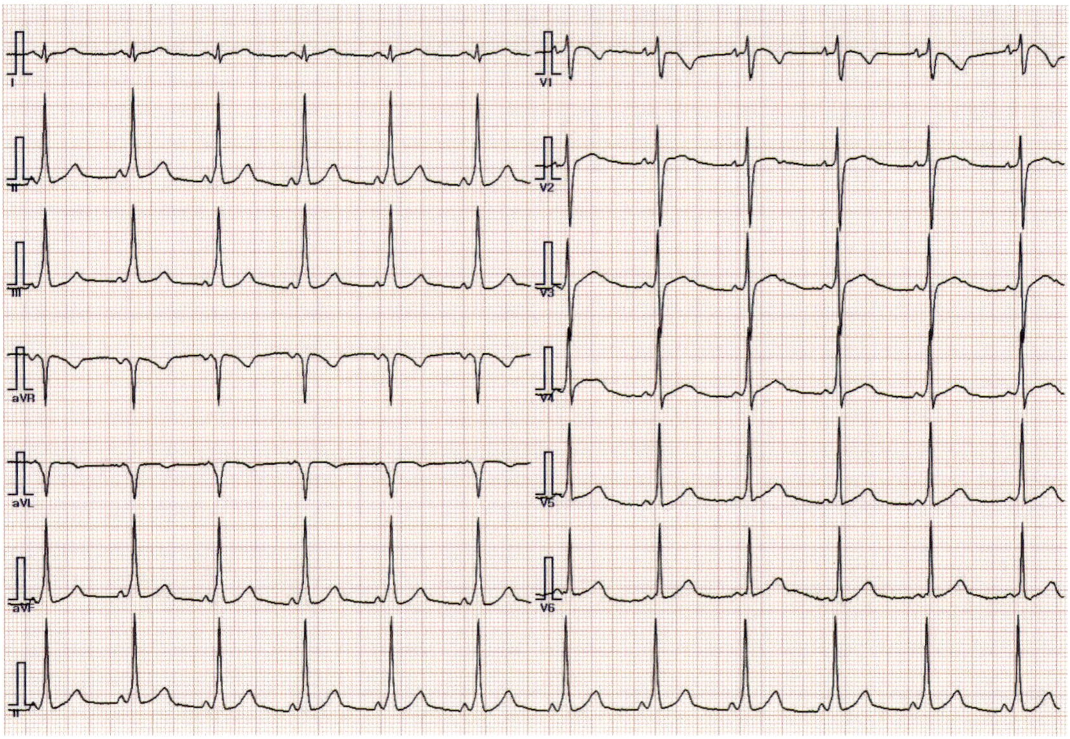

그림 19-1 Left anterolateral accessory pathway

부전도로가 좌측에 있으므로 I, aVL의 델타는 음이고 V1에서 양이다. 유도 II, III, aVF에서 델타가 모두 양이므로 free wall 중에서도 앞쪽(위쪽)임을 알 수 있다.

부전도로가 좌측에 있으면 I, aVL은 음이고, V1은 양입니다. 반면 우측에 있으면 V1은 음이고 I, aVL은 양이고요.

좌측을 대변하는 유도는 I, aVL이고 우측을 대변하는 유도는 V1이라는 말씀이네요.

잘 이해하였습니다. 다음으로 앞뒤를 구분합니다. 심장은 비스듬히 누워있으니까 위아래가 더 정확한 표현이 되겠습니다. 위쪽에 있으면 inferior lead라고 불리는 II, III, aVF는 양이고, 아래쪽에 있으면 음이 됩니다.

일견 간단해 보이는데요.

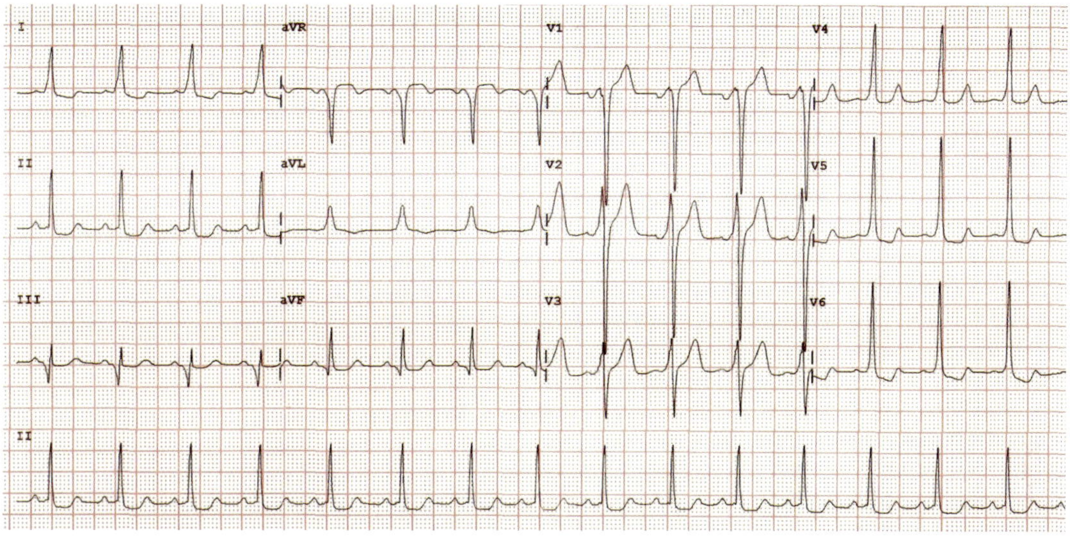

그림 19-2 Right lateral wall accessory pathway

유도 V1이 음이다. 흉부유도의 transition이 V4에서 나타나고 있다. 흉부유도의 transition이 V3보다 늦게 나타나면 부전도로가 우측에 있음을 시사한다. 부전도로가 우측에 있으므로 aVR의 델타는 음이고 aVL은 양이다.

하지만 실제로는 그렇지 않습니다. 우측 부전도로라고 해도 삼첨판의 앞쪽이면 V1이 음이지만 우외측이면 V1이 양일 수 있습니다. 또한, 좌측 부전도로의 경우에도 승모판의 좌외측이면 I, aVL이 음이지만 뒤쪽이니 앞쪽이라면 I, aVL이 양일 수 있지요. 또 다른 문제점은 방실전도와 경쟁하는 입장이므로 부전도로로 흘러가는 전도의 비중이 다를 수 있습니다. 방실전도가 느릴수록 부전도로를 통한 전도가 많아지므로 잘 관찰됩니다. 반대로 방실전도가 빠를 때는 부전도로를 통한 전도가 줄어들기 때문에 델타파의 음양을 판단하기 어려울 수 있습니다.

결국 델타파로 부전도로의 위치를 정확히 알기는 어렵겠네요.

빈맥과 연관된 WPW증후군은 결국 전기생리학적 검사를 하게 되는데, 심전도에서 예상한 위치와 조금씩 다를 수 있으므로 크게 스트레스받을 필요는 없습니다. 크게 좌우측과 위아래 정도만 파악하고 정확한 위치는 전기생리학적 검사를 통해 찾아내면 됩니다. 그림 19-1, 2는 우측과 좌측 벽에 있는 부전도로의 대표적인 예를 든 것입니다. 심전도의 델타파 모양을 보고 부전도로의 위치를 생각해봅시다.

20

Chapter

순행성과 역행성 방실회귀빈맥 (Orthodromic vs. Antidromic Tachycardia)

방실회귀빈맥(AVRT)에서 회귀고리의 방향은 양쪽 모두 가능하다고 배웠는데, 자세히 알려주시겠어요?

좋은 질문입니다. 먼저 회귀고리의 구성요소를 말해볼까요?

심방, 방실결절, 심실, 부전도로입니다.

전기전도의 순서가 심방 → 방실결절 → 심실 → 부전도로 → 심방으로 돌면 순행성(orthodromic) 빈맥(그림 20-1A), 반대 방향인 심방 → 부전도로 → 심실 → 방실결절 → 심방으로 돌면 역행성(antidromic) 빈맥(그림 20-1B)으로 부릅니다.

순행성과 역행성은 어떤 기준으로 정한 것인가요?

방실결절을 통과하는 방향을 기준으로 정한 것입니다. 방실결절을 정상적인 방향으로 지나면 순행성, 반대방향으로 지나면 역행성으로 정했습니다.

알겠습니다.

순행성 방실회귀빈맥(orthodromic AVRT)은 ORT라는 약자를 사용하기도 합니다. 부전도로가 심실 → 심방의 방향으로 전도하는 성질이 있어야 성립되겠지요.

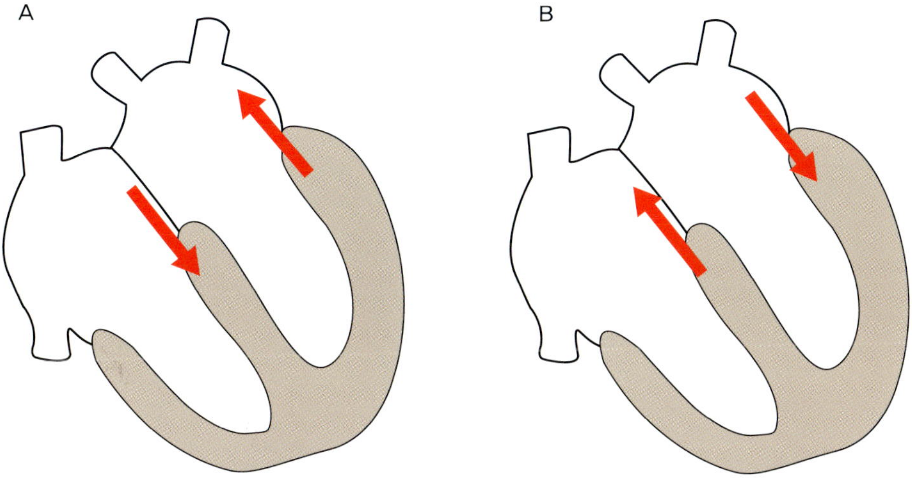

그림 20-1 방실결절 회귀빈맥의 회귀방향

A. 방실결절을 통해 심방에서 심실로, 부전도로를 통해 심실에서 심방으로 도는 회귀고리를 만드는 것을 순행성 방실회귀빈맥이라고 한다. B. 부전도로를 통해서 심방에서 심실로, 방실결절을 통해서 심실에서 심방으로 도는 회귀고리를 만드는 것을 역행성 방실회귀빈맥이라고 한다.

부전도로가 양쪽 방향으로 모두 전도가 가능해야 하겠네요.

WPW증후군에서 ORT가 생기는 경우가 그렇게 되겠지요. 만약, 부전도로가 심실 → 심방의 방향으로만 전도 가능하고 심방 → 심실의 방향으로 전도되지 않으면 어떨까요?

그러면 체표심전도에서는 델타파가 관찰되지 않겠네요?

그렇습니다. QRS가 정상이므로 전기생리학적 검사를 하기 전에는 부전도로의 존재 여부를 알 수 없지요. 이런 부전도로를 concealed bypass tract(CBT)라고 부릅니다. 여기서 concealed는 '체표심전도에서는 관찰되지 않는다'는 의미로 생각하면 되겠습니다.

알겠습니다.

역행성 방실회귀빈맥(antidromic AVRT)은 부전도로를 통한 심방 → 심실 방향으로의 전도가 있어야 하므로 심실조기흥분(pre-excitation)이 반드시 있어야 하며, 역방향의 방실결절 전도도 필수적입니다.

역행성 방실회귀빈맥의 QRS 모양은 동율동에서 관찰되는 델타파와 모양이 같겠네요?

기본적으로는 비슷한 모양이지만 약간 다릅니다. 그 이유는 동율동일 때는 심방의 전기자극이 방실결절과 부전도로 두 갈래로 경쟁적으로 전도되지만, 역행성빈맥이 생기면 방실결절은 전기가 심방으로 올라오는 방향이 되어 심방의 자극은 모두 부전도로를 통해서만 심실로 전달되기 때문에 델타파가 더 뚜렷하고 과장되어 나타납니다.

방실결절회귀빈맥(AVNRT)도 양방향으로 회귀가 일어납니까?

좋은 질문입니다. 16장에서 설명한 것은 slow pathway를 타고 내려가고 fast pathway를 타고 올라오는 것이었습니다. 이를 slow-fast type이라고 부릅니다. 하지만 반대로 fast pathway를 타고 내려가서 slow pathway를 타고 올라오는 경우도 있습니다. 이것은 fast-slow type이라고 부릅니다.

심전도에서 차이가 있습니까?

AVNRT의 slow-fast type은 short RP tachycardia이고, fast-slow type은 long RP tachycardia입니다. 하지만 정확한 감별진단은 전기생리학적검사가 필수입니다. 여기서는 회귀빈맥의 경우 고리의 어느 방향이든지 돌 수 있다는 정도만 기억해 둡시다.

21

Chapter

심실조기흥분(Pre-excitation)이 없는 방실회귀빈맥에서 부전도로의 위치를 알 수 있을까?

심실조기흥분(pre-excitation) 없이 역방향으로만 전도되는 부전도로를 일컫는 용어가 기억납니까? 바로 앞 20장에서 배웠지요?

Concealed bypass tract(CBT)입니다.

그렇다면 꼭 전기생리학적 검사를 해야만 CBT의 위치를 알 수 있을까요?

질문하시는 걸 보니까 다른 방법이 있을 것 같습니다.

역행성 P를 기억하지요?

네, 4장에서 배웠습니다. VPC가 방실결절을 타고 올라갈 수 있다고 하셨습니다.

정방향의 방실회귀빈맥(orthodromic AVRT)에서 전기는 CBT를 경유하여 심실에서 심방으로 전달됩니다. 이때, 부전도로가 있는 주변의 심방이 가장 먼저 탈분극되고 이곳을 중심으로 심방 전체로 전도됩니다. 따라서 역행성 P파의 축을 관찰하면 부전도로의 위치를 짐작할 수 있지요.

원리는 델타파의 축을 보고 부전도로의 위치를 아는 것과 같군요.

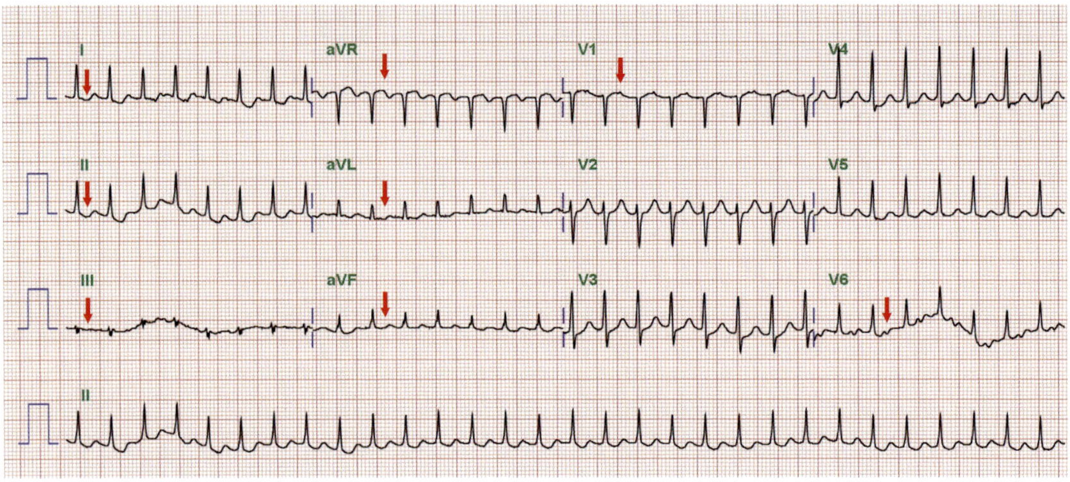

그림 21-1 **방실회귀빈맥의 역행성 P파**

부전도로의 위치가 left free wall인 방실회귀빈맥. 화살표는 역행성 P파를 표시한다.

그렇습니다. 가장 흔한 부전도로의 위치인 left free wall(LFW) 예를 들어 봅시다. 부전도로와 가장 가까운 유도인 aVL과 V6가 음이고 가장 반대편 유도인 aVR은 양입니다. 부전도로의 위치가 LFW에서 높으면 높을수록 하부유도인 II, III, aVF에서 P는 양이고, 낮을수록 평평해집니다. 그림 21-1의 심전도를 살펴봅시다. 빨간 화살표는 역행성 P파를 가리킵니다. 좌우를 구분하는 유도를 먼저 볼까요?

유도 aVL과 V6의 P파는 뚜렷하게 음이고, aVR과 V1은 양입니다.

이는 심방수축의 순서가 좌측에서 우측임을 시사합니다. 이제 위아래를 나타내는 유도를 살펴볼까요?

유도 aVF의 P파는 평평하고 III는 약간 양으로 관찰됩니다.

종합하면 부전도로의 위치는 왼쪽 바깥쪽이면서 약간 위쪽이 되겠지요? 즉 left anterolateral wall에 있음을 알 수 있습니다. 다음으로 그림 21-2를 살펴봅시다. 좌우유도를 먼저 볼까요?

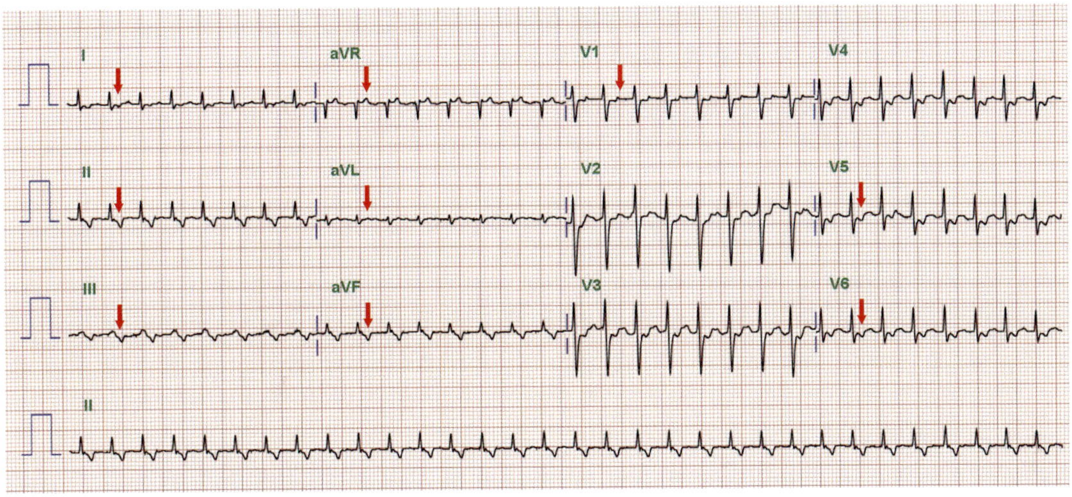

그림 21-2 **방실회귀빈맥의 역행성 P파**

부전도로의 위치가 left posterior wall인 방실회귀빈맥. 화살표는 역행성 P파를 표시한다.

유도 I과 V5-6이 뚜렷한 음이고, aVR과 V1이 뚜렷한 양입니다.

부전도로의 위치는 좌측임을 알 수 있겠지요? 그렇다면 위아래를 나타내는 유도는 어떻습니까?

유도 II, III, aVF가 뚜렷이 음인 것으로 미루어 아래쪽으로 생각됩니다.

종합하면 부전도로의 위치는 왼쪽 아래쪽임을 알 수 있습니다. 이곳은 left posterior wall입니다. 하지만 방실회귀빈맥의 경우 역행성 P파는 ST분절과 겹치면서 음양을 확실히 알 수 없는 경우가 있으므로 판독에 주의가 필요합니다.

소위 short RP tachycardia에서 역행성 P파의 모양이 왜 중요한지 알겠습니다.

22 Chapter 심실빈맥이 아닌데 왜 QRS가 넓게 보일까?

14장에서 규칙적이고 넓은 QRS빈맥에 심실빈맥이 아닌 것이 있다고 하셨는데요. 그럼 심실상성빈맥이 왜 QRS가 넓게 보이나요?

좋은 질문입니다. 사실 이미 다 배운 내용이니까 하나씩 생각을 해봅시다. 우선 환자가 원래 각차단이 있다면 심실상성빈맥일 때도 여전히 QRS가 넓겠지요?

동율동인 이전 심전도가 있다면 비교해서 쉽게 알 수 있겠네요?

또 한 가지는 편위전도(aberrant conduction)라고 부르는 기능성 각차단이 있습니다. 3장에서 자세히 설명했지요?

네. 동율동일 때는 좌각과 우각 모두 전도에 이상이 없지만, 빈맥이 발생할 경우 한쪽이 불응기에서 벗어나지 못하여, 반대방향으로 전도된 자극이 전달되는 현상입니다.

잘 기억하고 있군요. 따라서 불응기에서 벗어나지 못한 각(bundle)에 전도장애가 있는 것으로 나타납니다. 관찰되는 넓은 QRS는 전형적인 각차단과 동일합니다(그림 22-1, 2).

동율동인 심전도가 없다면, 원래 각차단이 있는 것과는 구분하기 어렵겠습니다.

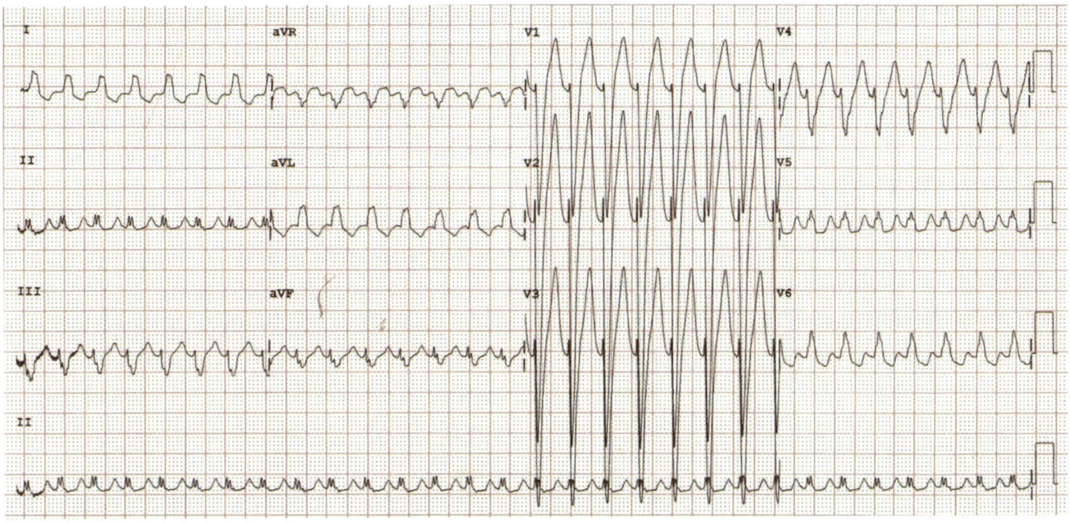

그림 22-1 편위전도에 의한 좌각차단이 동반된 방실회귀빈맥

넓은 QRS지만 V1에서 R파가 작고 뾰족하여 전형적인 좌각차단의 모양과 유사하다.

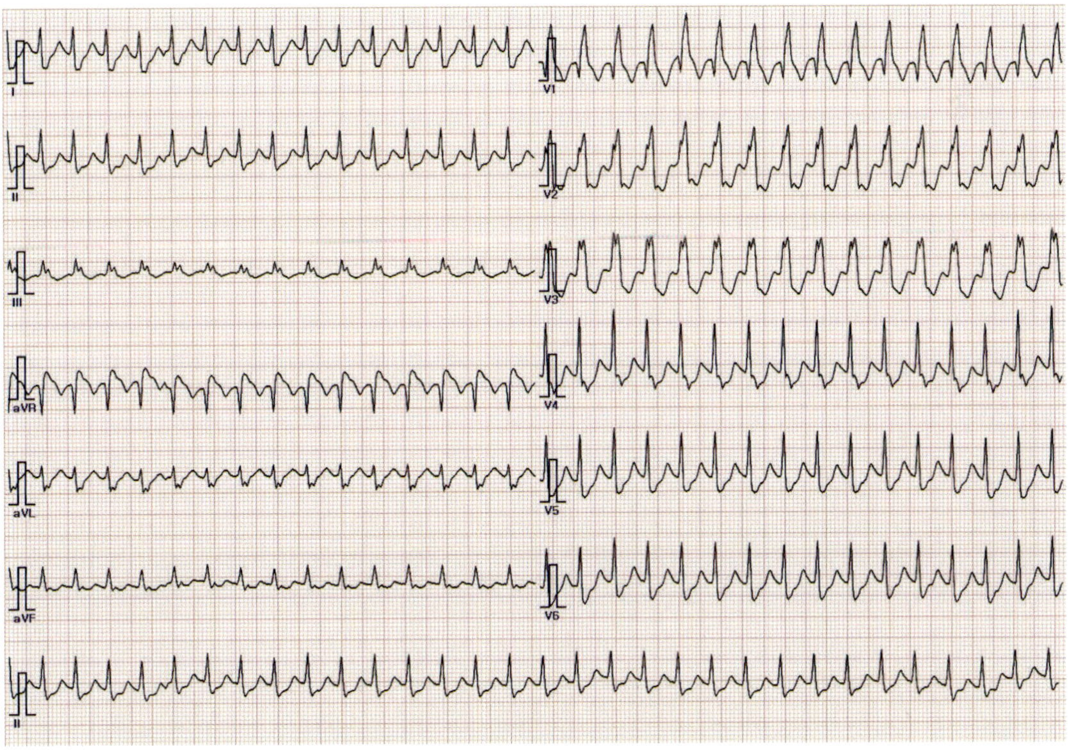

그림 22-2 편위전도에 의한 우각차단이 동반된 방실회귀빈맥

넓은 QRS지만 V1에서 rsR패턴으로 전형적인 우각차단의 모양과 유사하다.

그렇습니다. 셋째는 역행성 방실회귀빈맥(antidromic AVRT)입니다. 이것도 기억할 수 있겠죠?

네. 회귀고리의 전도방향이 심방에서 심실로는 부전도로를 타고 내려가고, 심실에서 심방으로는 방실결절을 타고 올라오는 빈맥을 말합니다.

WPW증후군이 있는 환자에서 생길 수 있는 빈맥이지요. 이때 부전도로를 통한 전도가 델타파를 만들기 때문에 동율동도 빈맥과 마찬가지로 QRS가 넓습니다. 그림 22-3을 참조하세요.

이 세 가지 말고 또 있나요?

추가로 생각해 볼 수 있는 것은 원래 심실조기흥분(pre-excitation)이 있는 환자에게서 방실결절회귀빈맥이나 심방빈맥이 생기는 것입니다. 이때 부전도로는 빈맥의 기전과는 관계없는 방관자(bystander)이지만 심실조기흥분을 일으켜 QRS를 넓게 만들지요. 동율동일 때 델타파가 관찰되는 것도 역행성 방실회귀빈맥과 같기 때문에 심전도만으로 구분하는 것은 어렵고 전기생리학적 검사가 필요합니다. 감별점을 한 가지 들자면, 빈맥일 때 pre-excitation되는 정도가 일정한지를 살펴보는 것입니다. 역행성 빈맥은 심방 → 심실로의 전도는 오로지 부전도로를 통해서만 이루어지므로 델타파의 모양이 일정합니다. 하지만 다른 빈맥에 pre-excitation이 bystander로 존재하는 경우는 부전도로가 방실결절과 경쟁적으로 전도하므로 빈맥의 빠르기가 변함에 따라 델타파의 크기가 조금씩 달라질 수 있습니다. 즉 방실결절로의 전도가 느려지면 델타가 더 커질 수 있지요

조금 복잡하네요.

앞에 말한 세 가지만 잘 기억해도 충분합니다. 한 번 더 언급하자면, 원래 각차단이 있는 경우, 편위전도가 생긴 경우, 그리고 역방향의 방실회귀빈맥입니다.

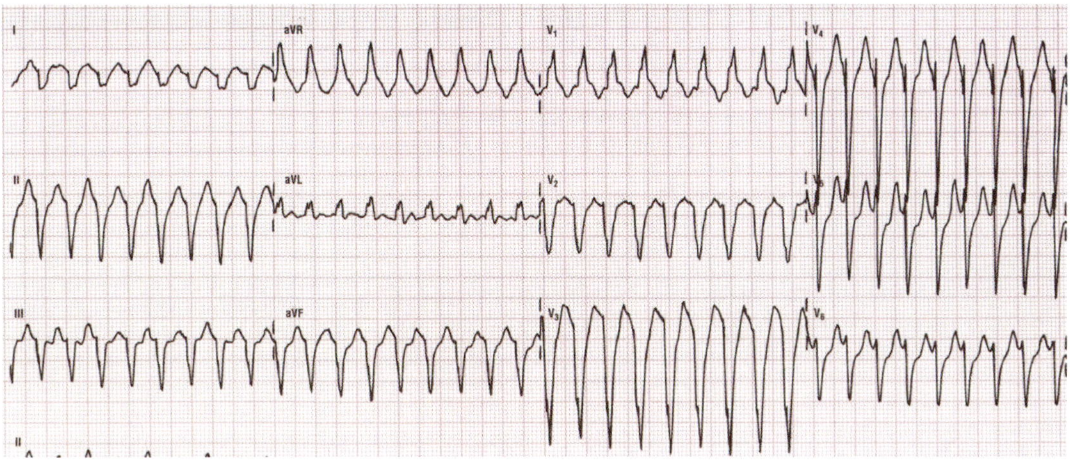

그림 22-3 역행성 방실회귀빈맥(antidromic atrioventricular reentrant tachycardia)의 심전도 예

23
Chapter

RR간격이 불규칙한 정상 QRS빈맥
- 심방세동과 다소성심방빈맥뿐인가?

이번에는 QRS는 정상이고 RR간격은 불규칙한 빈맥에 대해 생각해 봅시다. 가장 흔하게 볼 수 있는 것은 무엇입니까?

심방세동입니다.

그렇습니다. 심전도상 특징은 RR간격에 규칙성이 전혀 없으며, 뚜렷한 P파가 없는 것입니다. 심방세동 이외에 또 어떤 부정맥이 이 카테고리에 들어가나요?

다소성심방빈맥(multifocal atrial tachycardia)이 있다고 배웠습니다.

심방세동은 뚜렷한 P파가 없이 RR간격이 불규칙한 것이 특징이고, 다소성심방빈맥은 QRS앞에 동성 P와는 다른 P파가 있지만 모양이 제각기 달라 한 군데서 나오는 것이 아닌 경우를 말합니다(그림 23-1). 보통 디곡신 사용 시 부작용으로 관찰됩니다.

RR간격이 불규칙한 것은 심방세동과 비슷한데, 여러 가지 다른 모양의 P파가 나오면 다소성심방빈맥이군요.

한 가지를 더 추가한다면 심방빈맥(atrial tachycardia)이 Wenckebach conduction 되는 경우를 생각해 볼 수 있습니다. 심방빈맥이 속도가 빠른 경우 방실결절에서

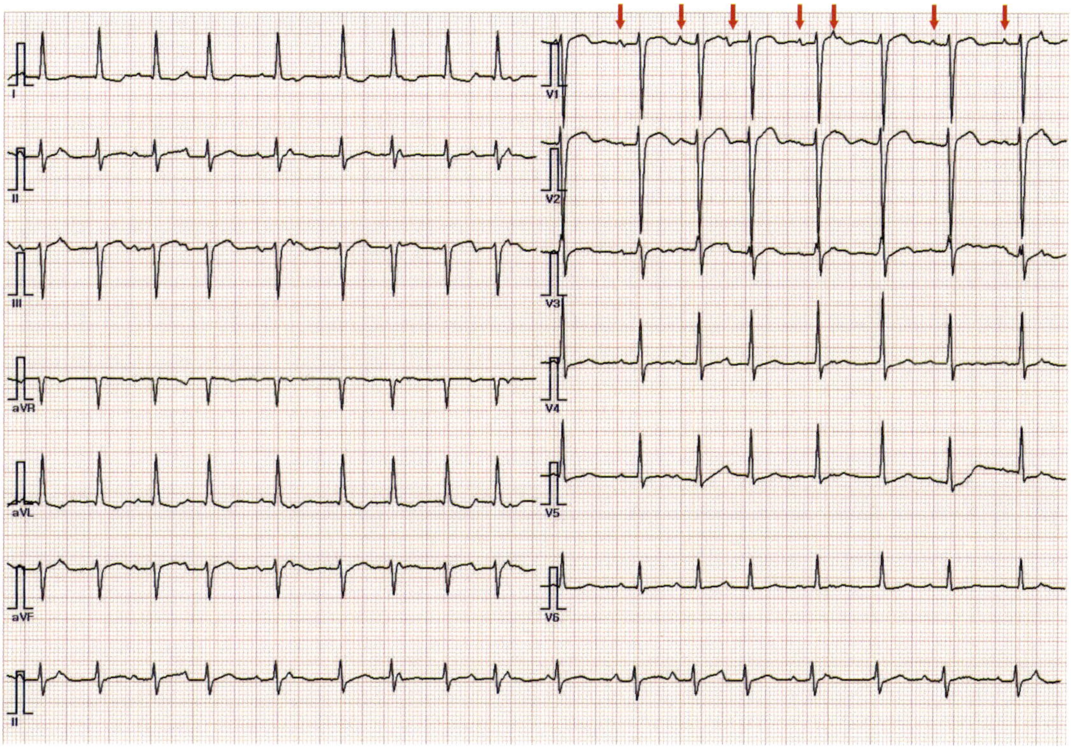

그림 23-1 다소성심방빈맥

P파(빨간 화살표)의 간격과 모양이 제각각이며 따라서 RR간격도 불규칙하게 관찰된다.

벤케바흐 차단(Wenckebach block)이 일어날 수 있습니다. 그림 23-2를 봅시다. 얼핏 보면 RR간격이 불규칙해 보입니다. P파를 찾을 수 있겠어요?

빨간 화살표가 없다면 구분하지 못했을 것 같습니다.

첫 번째 화살표는 비교적 구분이 되지요? 두 번째 화살표는 T파에 숨었지만 위로 약간 뾰족한 것이 보일 겁니다. 두 번째 화살표의 P파도 심실로 전도되었는데, 첫 번째에 비해 PR간격이 약간 늘어났지요? 세 번째 P파는 QRS 뒤에 바짝 붙어서 보이는데 전도되지 않았습니다. 즉 P파 세 개당 두 개의 QRS가 나오는 3:2전도가 반복되고 있습니다.

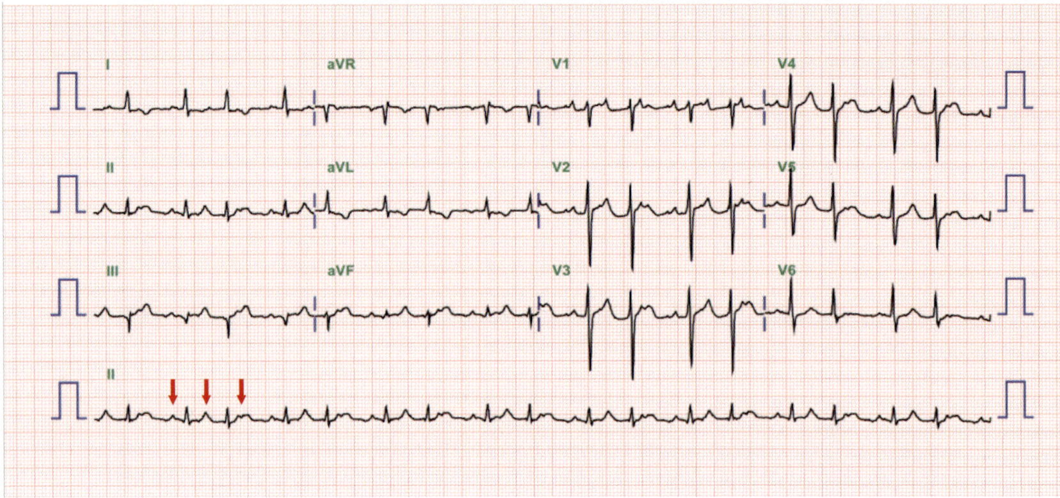

그림 23-2 **Wenckebach전도되는 심방빈맥**

첫 번째 화살표가 가리키는 P파는 정상전도되었고 다음 P파는 PR이 길어졌으며 세 번째 화살표가 가리키는 P파는 전도차단되는 것을 관찰할 수 있다. 따라서 RR간격은 불규칙하게 보인다.

자세히 보니 정말 그런 규칙성이 있네요?

그럼 이런 경우는 규칙적인가요, 불규칙적인가요?

잘 모르겠습니다.

이런 경우 영어로 regularly irregular라는 표현을 씁니다. 반면 심방세동은 irregularly irregular라고 합니다.

재미있는 표현이네요.

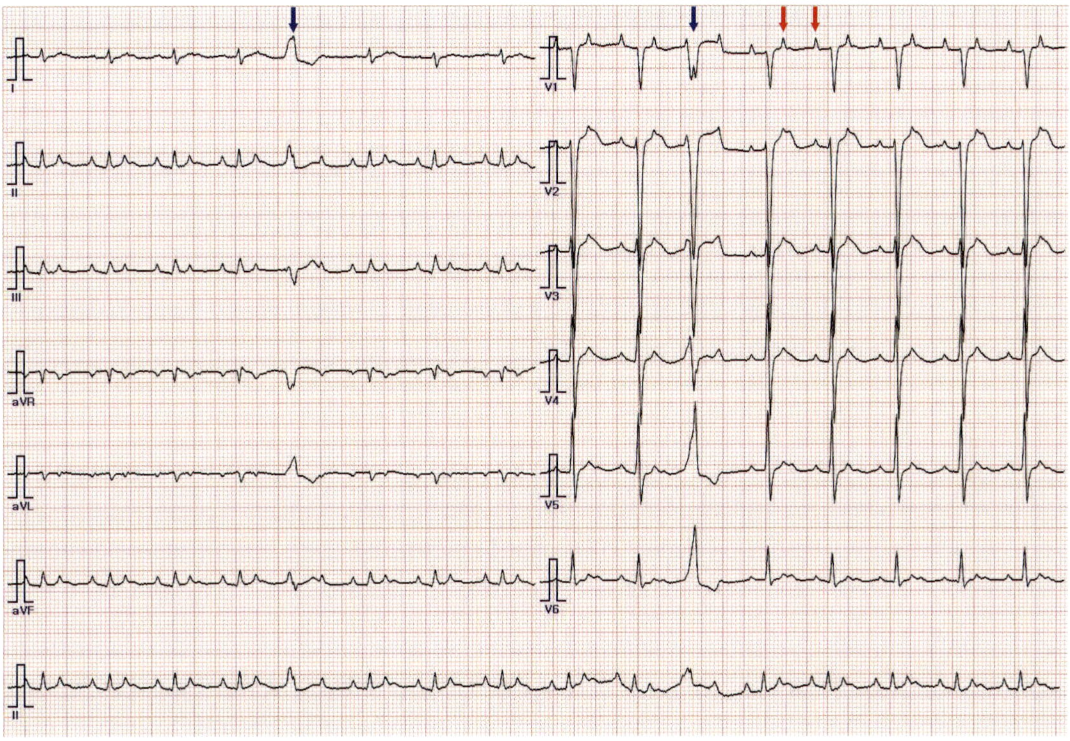

그림 23-3 2:1 전도되는 심방빈맥

유도 V1을 관찰하면 P파(빨간 화살표) 두 개당 QRS가 하나씩 전도됨을 알 수 있다. 심실조기박동(파란 화살표)이 있어 불규칙하다고 착각할 수 있지만 이를 제외하면 RR간격은 일정하다.

심방빈맥은 아주 빠르면 2:1 전도되기도 합니다. 그림 23-3은 2:1 전도되는 심방빈맥의 예입니다. 중간에 심실조기박동이 두 개(파란 화살표) 끼어들어 불규칙하다고 오인할 수 있지만, 빨간 화살표로 표시한 P파를 잘 따라가 보면 P파 두 개당 QRS가 하나씩 전도되는 것을 알 수 있습니다.

24 Chapter 쿠멜 법칙 (Coumel's Law)

이번 장에서는 쿠멜 법칙에 대해 알아봅시다. 쿠멜 법칙은 심실상성 빈맥을 진단하는 데 유용할 뿐만 아니라, 회귀 기전을 이해하는 데도 도움이 됩니다. 먼저, 심실상성 빈맥에서 편위전도가 되면 어떻게 되는지 기억하나요?

넓은 QRS빈맥으로 관찰됩니다. 심실빈맥이 아니지만 QRS간격이 넓게 보이는 빈맥의 감별진단 중 하나로 기억합니다.

잘 기억하고 있네요. 심실상성빈맥이 편위전도, 즉 기능성 우각차단 또는 좌각차단의 형태로 나타나면 QRS간격이 120 ms 이상으로 넓어지기 때문에 심실 빈맥과 감별진단이 필요합니다. 이때 넓은 QRS의 모양이 전형적인 우각 또는 좌각차단의 모양을 하고 있는지가 중요한 감별점이 되겠습니다. 먼저 심전도를 보고 생각해 봅시다. 그림 24-1을 보면 좁은 QRS빈맥입니다. 감별진단을 나열해볼까요?

일단 박동수는 167이고요, 좁은 QRS에 RR간격은 규칙적인 빈맥입니다. 감별진단은 발작성심실상성빈맥(Paroxysmal supraventricular tathycardia. PSVT), 심방빈맥(atrial tachycardia), 심방조동(atrial flutter)입니다. PSVT에는 방실결절회귀빈맥(atrioventricular nodal reentrant tachycardia, AVNRT)과 방실회귀빈맥(atrioventricular reentrant tachycardia, AVRT)이 있습니다.

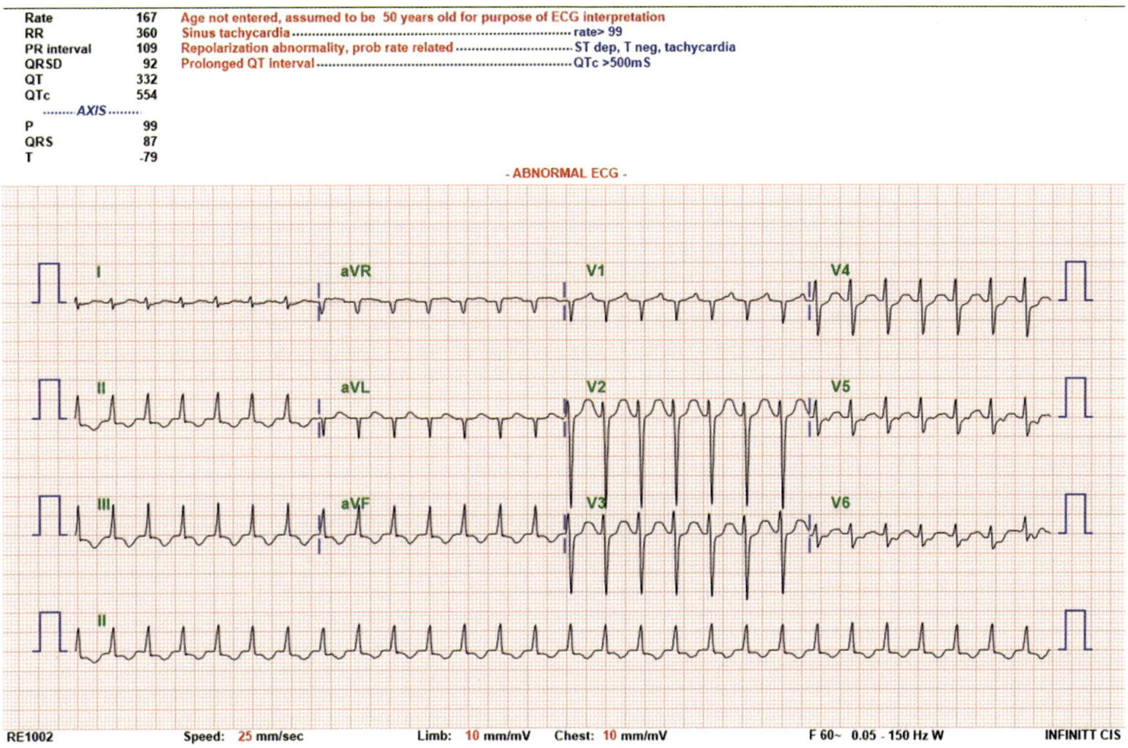

그림 24-1 **좁은 QRS빈맥**

감별진단에 대한 설명은 본문 참조

잘 설명하였습니다. 이번에는 같은 환자의 심전도인데 모양이 바뀐 것을 살펴봅시다(그림 24-2).

박동수는 155로 아까보다 감소하였고 넓은QRS빈맥입니다. RR간격은 일정합니다. 감별진단으로는 심실빈맥(ventricular tachycardia, VT), 심실상성빈맥(supraventricular tachycardia, SVT)의 편위전도(aberrant conduction), 그리고 역행성 방실회귀빈맥(antidromic AVRT)이 있습니다.

QRS모양을 잘 보면 V1–V2가 negative deflection이고 R파의 간격이 아주 좁습니다. 전형적인 좌각차단의 심전도와 유사합니다. 두 가지 다른 현상이 동시에 관찰될 때, 각각을 따로 설명하는 것보다 하나로 둘 다 설명할 수 있는 것을 먼저 생각하라는 격언이 있습니다. 이 환자에 적용한다면 심실상성빈맥의 편위전도를 감별진단의 우선 순위에 둘 수 있겠습니다.

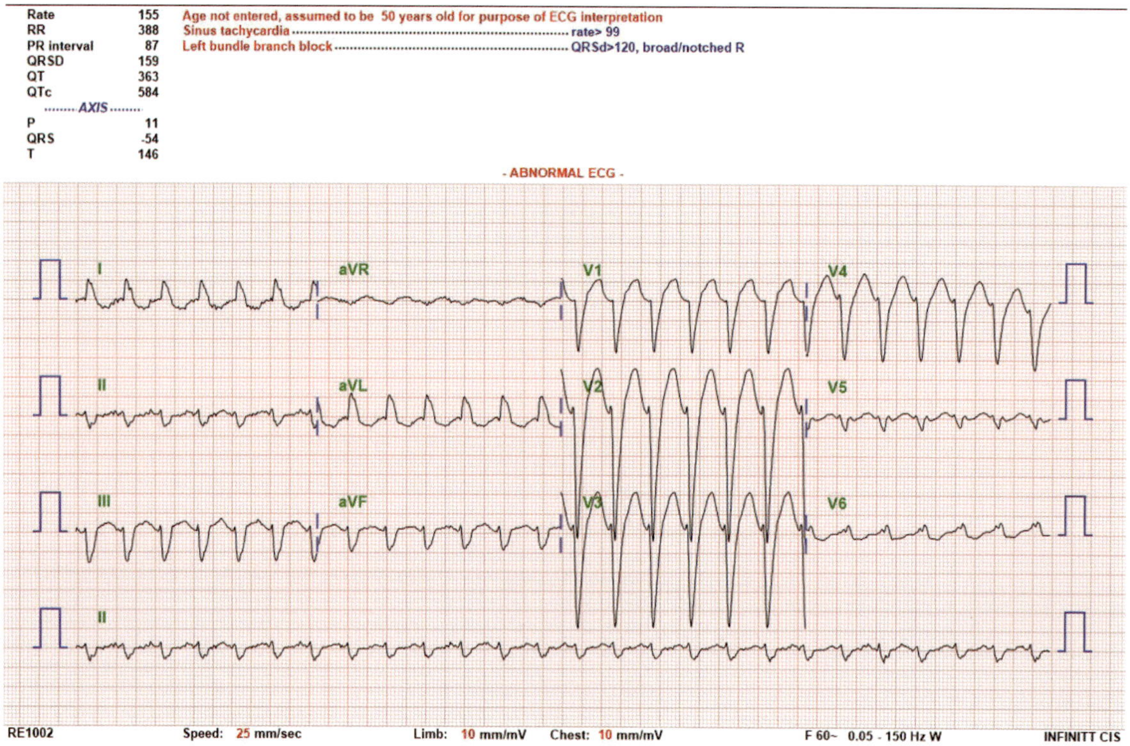

그림 24-2 같은 환자에서 기록된 넓은 QRS빈맥

감별진단에 대한 설명은 본문 참조

그러면 심실상성빈맥 중에 어떤 것인지도 알 수 있나요?

좋은 질문입니다. 여기서 박동수가 아주 중요한 실마리가 될 수 있습니다.

좁은 QRS일 때는 박동수가 167이고, 넓은 QRS는 155였습니다. 환자의 흥분상태나 여러 변수에 따라 박동수가 변할 수 있는 것 아닌가요?

그렇게 생각할 수 있습니다만, 이것을 설명할 수 있는 논리가 있어요. 그림 24-3을 봅시다. 만약 이 환자가 AVRT이고 부전도로가 좌측에 있다고 가정합시다. 그림 24-3A는 편위전도가 없는 것을, 그림 24-3B는 좌각에 편위전도가 생긴 것을 나타냅니다. 그림 24-3B와 같이 좌각차단이 생기면, 전기적인 자극은 우각을 타고 내려간 뒤에 심실근육을 통해 좌심실로 전달되고 부전도로에 이르게 됩니다. 따라서 좌각에 편위전도가 없을 때보다 한 바퀴 도는 시간이 길어집니다. 길어지는 시간은 대

략 20-30 ms 정도입니다. 다시 심전도로 돌아가서 보면 편위전도가 없을 때의 RR간격은 360 ms이고, 생겼을 때의 RR간격은 388 ms입니다.

만약 편위전도가 우각에 발생하면 어떻게 되나요?

편위전도가 우각에 발생하면 한 바퀴 도는 시간에 영향을 받지 않습니다. 그림 24-3C는 우각에 편위전도가 생긴 것을 나타냅니다. 이 환자는 좌측에 부전도로가 있기 때문에, 우각차단은 빈맥이 한 바퀴 도는 시간에 영향을 미치지 않습니다. 즉 RR간격은 일정할 것입니다.

그러면 AVNRT일 때는 어떻게 되나요?

AVNRT는 회귀고리가 방실결절 내에 있습니다. 따라서 편위전도가 좌각, 우각 어느 쪽에 생기든지 RR간격은 일정합니다.

그러면 편위전도가 생기면서 박동수가 느려지는, 다시 말해서 RR간격이 증가하는 현상은 AVRT에서만 관찰되는 건가요?

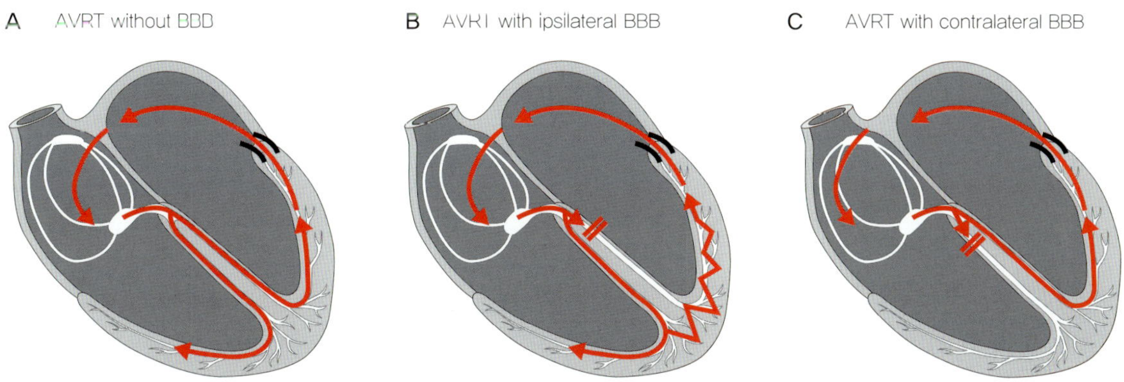

그림 24-3 **쿠멜 법칙을 설명하는 모식도**

AVRT에서 좌측에 부전도로가 있는 경우를 가정한다. A는 편위전도가 없는 경우를, B는 좌측에 편위전도가 있는 경우를, C는 우측에 편위전도가 있는 경우를 나타낸다. 좌측에 편위전도가 생기면 우각을 통해 전도된 자극이 심실근육을 통해 좌측으로 전달되므로 그만큼 전도지연이 발생하여 한 바퀴를 도는 시간이 길어진다. 하지만 우측에 편위전도가 생기면 회귀고리에 영향을 미치지 않으므로 박동수는 변하지 않는다.

그렇습니다. 그것도 부전도로가 편위전도가 생기는 같은 쪽에 있을 때만 일어납니다. 영어로는 ipsilateral이라는 단어를 사용합니다. 이런 현상을 처음 관찰한 사람의 이름을 따서 쿠멜 법칙이라고 합니다. 다시 한번 설명한다면 다음과 같습니다. 만약 좁은 QRS와 편위전도되는 넓은 QRS 빈맥이 한 환자에서 동시에 관찰되고 편위전도 될 때 RR간격이 증가한다면, 환자는 AVRT일 가능성이 높고 부전도로는 편위전도되는 쪽에 있다고 말할 수 있습니다.

그렇다면, 좁은 QRS빈맥과 편위전도되는 넓은 QRS빈맥이 한 환자에서 동시에 관찰되는데, 편위전도될 때 RR간격이 증가하지 않는다면 부전도로는 반대편에 있다고 말할 수 있나요?

그럴 수도 있고 방금 설명한 대로 AVNRT일 수도 있으므로, RR간격이 증가한다면 같은 쪽에 부전도로가 있는 AVRT라고 할 수 있지만, 증가하지 않는다면 어느 쪽에 해당한다고 단정하기 어렵습니다.

잘 알겠습니다.

어디서 나오는 VPC인가?

25
Chapter

심실조기수축(VPC)은 왜 모양이 서로 다를까요?

VPC가 나오는 부위가 다르니까 그렇지 않을까요?

그럼, VPC모양을 잘 관찰하면 어디서 기인했는지 짐작할 수도 있겠네요?

VPC가 어디서 나오는지 아는 것이 중요한가요?

VPC가 연달아 나오는 것을 심실빈맥(VT)이라고 하지요. 심실빈맥 중에는 심도자 절제술로 완치할 수 있는 것이 있습니다. 따라서 VPC 모양을 보고 어느 부위를 뒤져야 하는지(mapping) 미리 정보를 얻을 수 있기 때문에 의미가 있습니다.

네.

심실을 크게 상하좌우 네 구역으로 나눈다고 생각해 봅시다(그림 25-1). 그림에서는 VPC대신 VT가 있는 것을 가정하였지만, QRS의 모양을 분석하는 것은 마찬가지입니다. VPC가 우심실에서 나온다면 흉부유도에서는 좌각차단, 좌심실에서 나온다면 우각차단의 모양을 띨 것입니다. 예외가 있다면 좌심실 중격에서 나오는 경우로, 이때는 좌심실에서 나오지만 좌각차단과 비슷합니다. 또한 위아래를 기준으로 볼 때, 소위

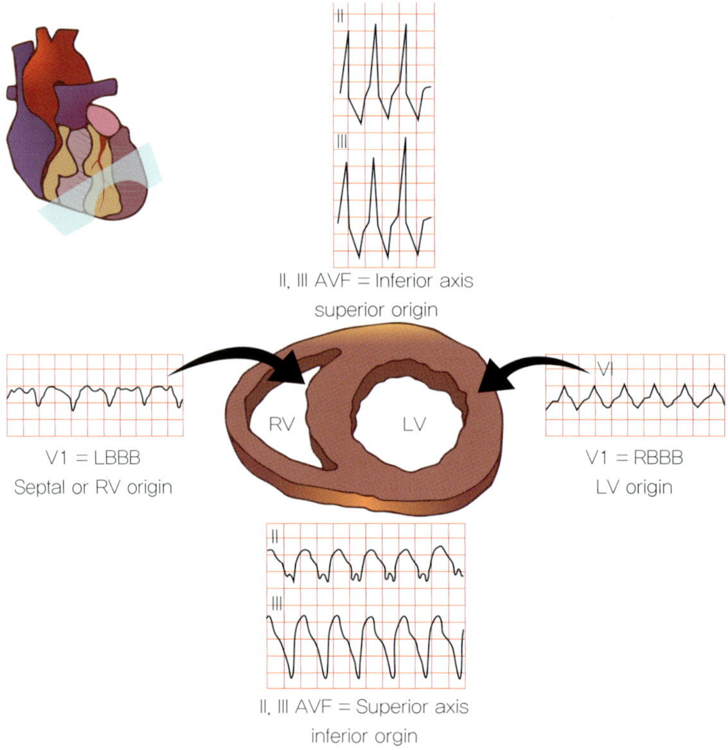

그림 25-1 **심실빈맥의 시작부위**

하부유도라고 부르는 II, III, aVF의 QRS가 양이면 심실의 위쪽, 음이면 심실의 아래쪽에서 기인한다고 추정할 수 있습니다.

VPC가 하나 나오는 것은 음양을 구분하기가 쉬운데, VT로 연달아 나오면 어디가 위고 아래인지 모를 때가 있습니다.

맞아요. 빈맥이 아주 빠르면 더 구분하기 어렵지요. 양쪽 다 뾰족하면 어디를 기준으로 해야 할지 정하기 어려운데, 더 뾰족한 쪽을 기준으로 생각하세요. 즉 뾰족한 것이 위쪽을 향하면 양이고, 아래쪽을 향하면 음으로 생각하면 됩니다.

심실유출로빈맥 대 좌심실섬유속빈맥 (RVOT vs. Fascicular VT)

26 Chapter

특발성 빈맥(idiopathic ventricular tachycardia)이라고 들어 보았나요?

처음 듣습니다.

특발성이라 하면 심장에 구조적인 질환이 없이 심실빈맥이 발생하는 것을 말하는데, 대표적인 질환이 심실유출로빈맥(outflow tract VT)과 좌심실섬유속빈맥(left ventricular fascicular VT)입니다.

빈맥이 기인하는 부위를 따라 이름을 붙인 것 같습니다.

그렇습니다. 심실유출로빈맥은 보통 우심실유출로에서 발생하기 때문에 right ventricular outflow tract(RVOT) ventricular tachycardia(VT)라고 부릅니다. 하지만 대동맥판 주변의 좌심실유출로에서 기인하는 경우도 있어, 뭉뚱그려서 outflow tract VT라고 부르기도 합니다. 여기서는 심실유출로빈맥으로 하지요. 이 빈맥의 QRS모양은 어떨까요? 우선 흉부유도를 먼저 짐작해 볼까요?

우심실에서 기인하므로 흉부유도는 좌각차단의 형태를 보일 것 같습니다.

맞아요. 앞에서 배운 것을 잘 기억하고 있군요. 우심실유출로는 심실의 가장 윗부분에 해당하므로 하부유도인 II, III, aVF에서는 QRS가 양으로 관찰됩니다.

그럼 심실유출로빈맥의 전형적인 QRS모양은 좌각차단에 하부유도에서는 양이네요.

또한, 평소에 같은 모양의 심실조기수축(VPC)이 다수 관찰되며, 홀터심전도나 운동부하심전도에서 비지속성 심실빈맥이 다수 기록되는 특징을 갖습니다. 비지속성이라 함은 30초를 넘지 않는 심실빈맥을 말합니다.

그러니까 평소 VPC와 같은 모양의 비지속성 심실빈맥이 자주 보이는 특징을 갖는군요.

그림 26-1을 봅시다. 빈맥이 빨라 위아래를 구분하기 어렵지만, V1은 아래쪽이, V6는 위쪽이 뾰족하지요? 좌각차단의 형태임을 알 수 있습니다. 또한 II, III, aVF에서는 위쪽이 뾰족하므로 양입니다. 구분할 수 있겠어요?

설명을 듣고 나니 그런 것 같습니다.

좌심실섬유속빈맥은 좌심실의 섬유속에서 기인하는 심실빈맥입니다. 좌후섬유속(left posterior fascicle)에서 기인하는 경우가 흔하고 좌전섬유속(left anterior fascicle)은 드뭅니다. 자, QRS 모양은 어떨까요? 흉부유도는 어떤 모양일까요?

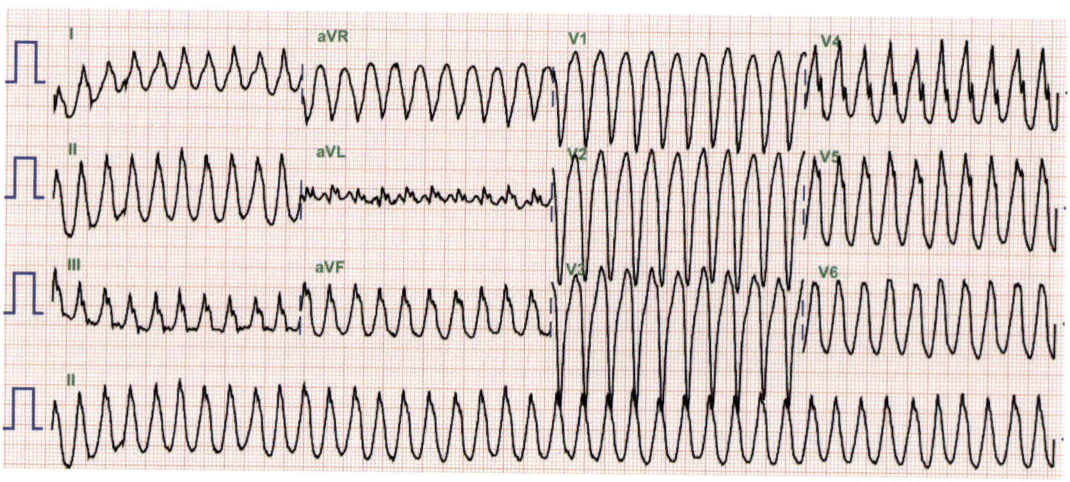

그림 26-1 **우심실유출로빈맥**

하부유도인 II, III, aVF에서는 양이고, 흉부유도에서는 좌각차단의 형태를 보인다.

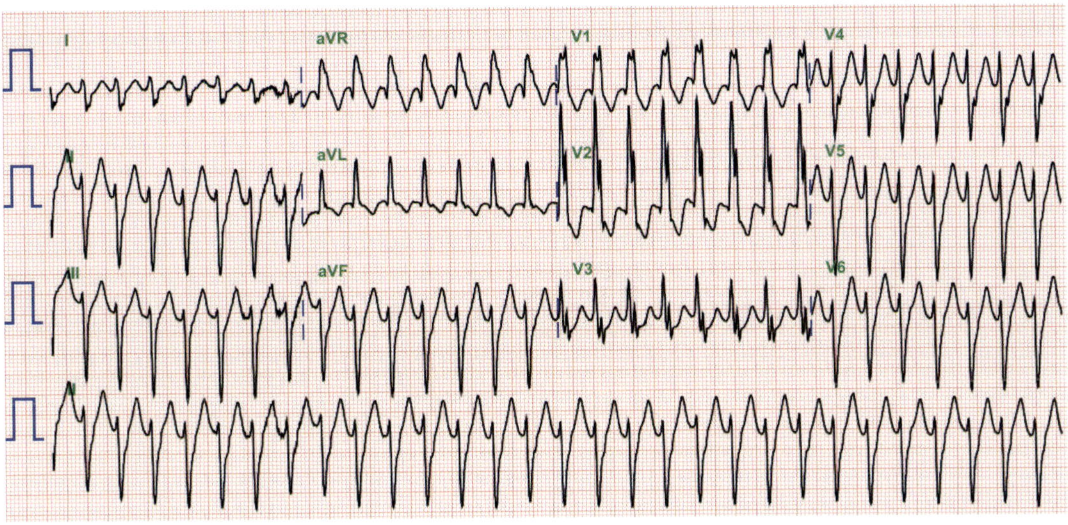

그림 26-2 **좌심실섬유속빈맥**

흉부유도에서는 우각차단을 보이고 사지유도에서는 좌전섬유속차단을 보인다. 이는 좌후섬유속 근처에서 기인하는 심실빈맥을 시사한다.

좌심실에서 기인하니까 우각차단일 것 같습니다.

그렇습니다. 좌후섬유속에서 기인하는 경우 심실전도방향은 좌후섬유속에서 좌전섬유속으로 향하므로 사지유도에서는 좌전섬유속차단(left anterior fascicular block)으로 관찰됩니다. 그림 26-2를 봅시다. 먼저 V1의 QRS 모양을 잘 보세요. 어떻습니까?

RSR패턴으로 우각차단입니다.

그리고 사지유도를 보면 II, III, aVF는 음이고 aVL은 양인 좌전섬유속차단의 형태입니다. 또한, 섬유속에서 기인하므로 심근에서 시작되는 심실빈맥보다는 QRS간격이 약간 짧습니다.

요약하자면 심실빈맥이 우각차단이면서 좌전섬유속차단의 형태를 띠면 좌심실섬유속빈맥을 의심하라는 말씀이네요.

그렇습니다. 이 빈맥은 verapamil에 쉽게 종료되는 특징이 있어 verapamil sensitive VT라고 부르며, 처음 이런 현상을 발견한 사람의 이름을 따서 Belhassen VT라고도 합니다. 심실유출로빈맥과 좌심실섬유속 빈맥은 심장에 구조적인 질환이 없는 비교적 건강한 환자에게 생기고, 심도자절제술로 완치 가능한 빈맥입니다. 또한 심전도가 비교적 전형적인 특징을 가지고 있으므로 형태를 암기하는 것이 좋습니다.

Concordance

27
Chapter

앞에서 심실상성빈맥도 넓은 QRS를 보일 수 있다고 배웠습니다. 이런 경우 심실빈맥과 감별점이 어떤 것이 있습니까?

실제로 넓은 QRS 빈맥이 심실빈맥인지 아닌지 구분하기 어려운 경우가 많습니다. 앞으로 몇 개의 장에서 감별점을 하나씩 설명해 보겠습니다. 이번 장에서는 concordance라는 용어를 배워봅시다.

Concordance요?

흉부유도에서 모든 유도의 축이 한 방향으로 보이는 것을 concordance라고 합니다. 그림 27-1과 27-2의 흉부유도를 볼까요?

그림 27-1은 뾰족한 것이 전부 위로 향하고 있고, 그림 27-2는 아래로 향하고 있습니다.

즉, 그림 27-1과 같이 전부 양이거나, 그림 27-2와 같이 전부 음인 경우, concordance를 보인다고 하며 심실빈맥을 시사하는 소견입니다. 이 소견의 민감도는 20%이지만 특이도는 90% 이상입니다. 따라서 concordance가 없다고 심실빈맥이 아니라고 할 수는 없습니다. 다만 concordance를 보이는 경우 진단적 가치는 높다고 할 수 있지요. 그런데 왜 이런 현상이 나타나는 걸까요?

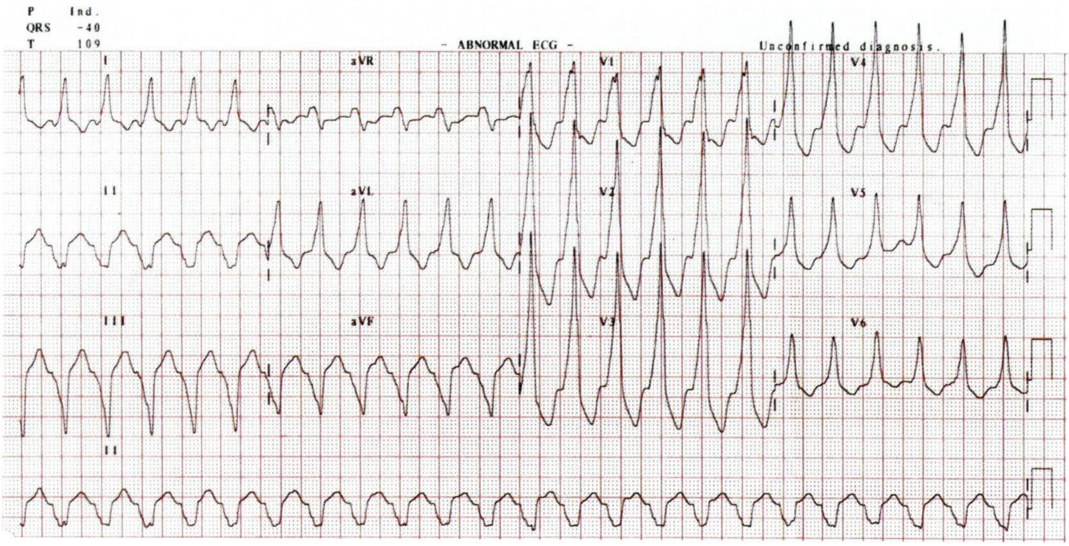

그림 27–1 **Positive concordance가 있는 심전도 예**

흉부유도 V1–6까지 모두 양으로 관찰된다.

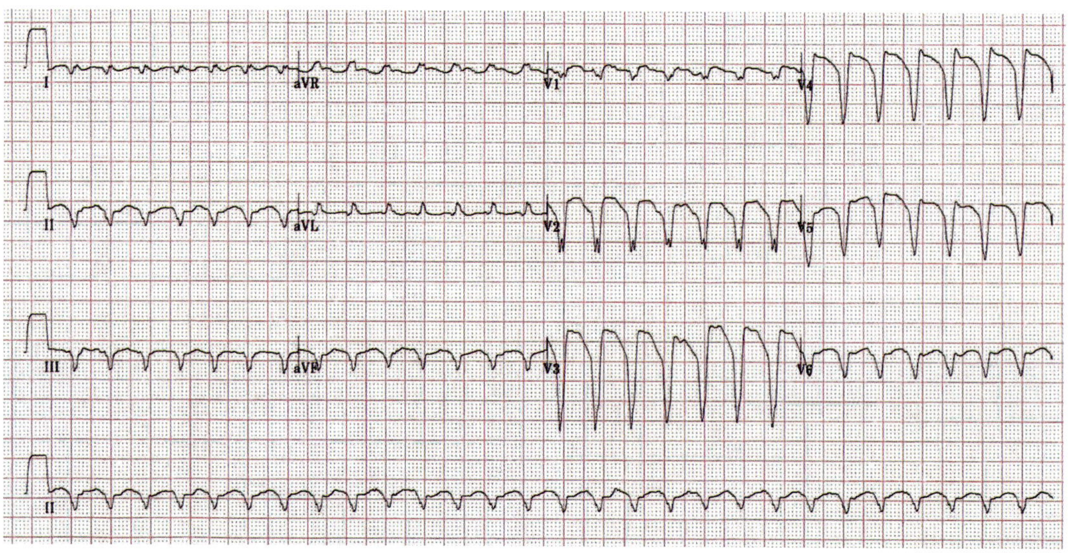

그림 27–2 **Negative concordance가 있는 심전도 예**

흉부유도 V1–6까지 모두 음으로 관찰된다.

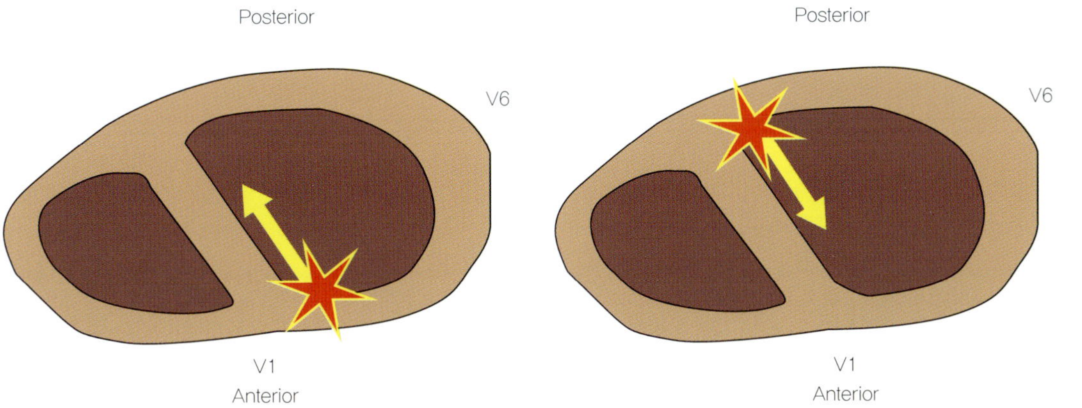

그림 27-3 Concordance를 설명하는 모식도

왼쪽과 같이 심실빈맥이 전벽에서 기인하는 경우 흉부유도의 QRS는 모두 음이고, 오른쪽과 같이 후벽에서 기인하는 경우는 모두 양이다.

잘 모르겠습니다.

그림 27-3을 보면서 생각해 봅시다. 흉부유도가 모두 양으로 나타나려면 빈맥은 심실의 후벽에서 기인해야 하며, 모두 음으로 나타나려면 심실의 전벽에서 기인해야 합니다. 심실상성빈맥이 넓게 관찰되는 경우는 각차단이 있거나 부전도로로 조기흥분(pre-excitation)되는 것인데, 이 경우 concordance를 보이기란 어렵습니다. 특히 negative concordance를 보이는 경우는 거의 100% 심실빈맥으로 진단할 수 있습니다.

Concordance는 잘 관찰되지 않지만, 일단 보인다면 심실빈맥으로 진단할 수 있는 소견이군요. 잘 알겠습니다.

28

Chapter

방실해리
(AV Dissociation)

넓은 QRS빈맥을 감별하는 다른 방법은 어떤 것이 있나요?

이번 장에서는 방실해리에 대해 알아봅시다. 방실해리는 심방과 심실이 각각 따로 수축하는 것을 말하며, 심실빈맥의 중요한 소견입니다. 이 소견의 민감도는 20–50%이지만, 특이도는 100%로 매우 높습니다. 따라서 방실해리가 일단 관찰되면 100% 심실빈맥으로 진단할 수 있습니다.

중요한 소견이네요. 그럼 방실해리는 심전도에서 어떻게 알아볼 수 있나요?

먼저 방실해리가 왜 심실빈맥을 시사하는 소견인지 생각해 봅시다. 심실빈맥이 발생하였을 때 심실에서 심방으로 역행성 전도가 없다고 가정하면, 심방은 무엇을 하고 있을까요?

자기 나름대로 동율동에 맞추어 수축하겠지요.

그렇겠지요? 다만 심실박동이 너무 빨라서 심방수축이 심실로 전도되지 않을 뿐입니다. 심실빈맥이 있는 심전도 RR의 중간을 자세히 관찰하면 P파가 보이는 경우가 있습니다. 12유도를 모두 관찰하여, P파로 의심되는 부위에 표시하고 일정한 간격대로 따라가보면, QRS와 상관없이 P파의 간격이 일정한 것을 볼 수 있습니다. 그림 28-1을 살펴봅시다. P파를 찾을 수 있겠어요?

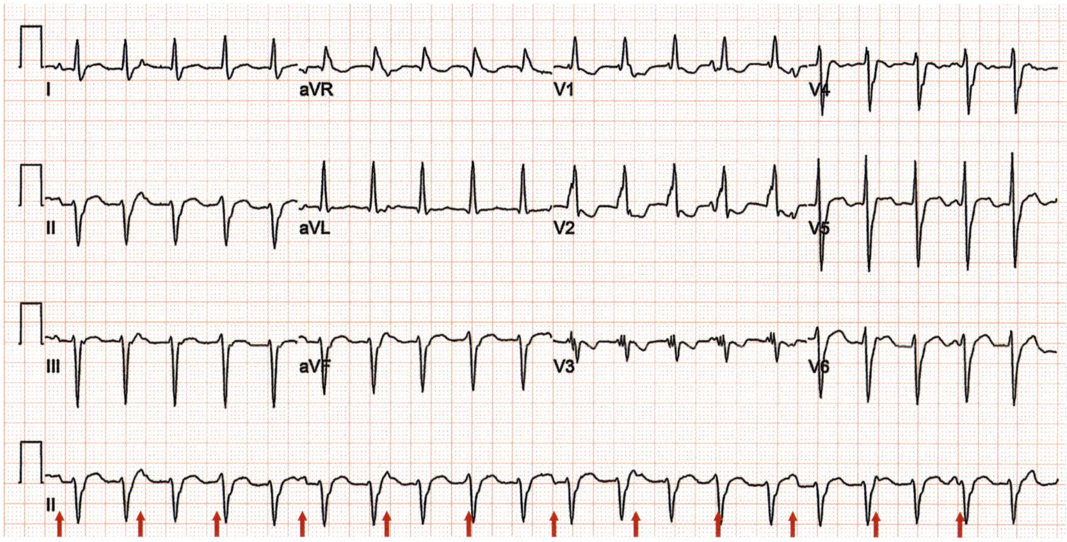

그림 28-1 방실해리를 보이는 심실빈맥

좌전섬유속차단과 우각차단을 보이는 좌심실섬유속빈맥이다. RR간격을 자세히 관찰해보면 군데군데 뚜렷한 P파가 관찰되며(빨간 화살표) 이를 따라가면 P파는 일정 간격을 두고 규칙적으로 나오고 있음을 알 수 있다.

화살표를 보니까 알겠습니다. 일단 P파로 의심되는 것을 몇 개 표시한 뒤에 간격이 일정한지 살펴보면 되겠군요.

RR간격 틈에서 P파가 보이려면 빈맥이 너무 빨라서는 어렵습니다. 하지만 방실해리가 관찰되면 심실빈맥을 확진할 수 있으므로, 넓은 QRS빈맥의 박동수가 느릴 때는, P파를 찾아보려는 노력을 잊지 마세요. 한편, 완전방실차단으로 인해 심방수축이 심실로 전달되지 않아 심실이탈율동이 나오는 경우에도 방실해리라는 용어를 사용합니다.

29 Chapter 포획박동과 융합박동 (Capture Beat and Fusion Beat)

방실해리의 연장선 상에서 이번 장에서는 포획박동(capture beat)과 융합박동(fusion beat)에 대해서 알아봅시다. 앞에서 방실해리가 나타나는 이유는 심실빈맥이 있는 상태에서도 동결절은 제 기능을 하고 있어, 심방수축이 일정간격으로 일어나기 때문이라고 설명하였습니다. 동율동에 의한 심방수축은 왜 심실로 전달되지 않을까요?

심실빈맥이 빨라서 심방수축이 미처 전도될 틈이 없기 때문입니다.

그런데 심실박동이 빠른 와중에도 타이밍이 잘 맞으면 심방박동이 방실결절을 거쳐 심실로 전달되는 수가 있습니다. 이때는 히스-푸르킨예섬유를 타고 정상적인 경로로 심실수축이 일어나므로 QRS폭이 좁습니다. 이렇게 QRS폭이 넓은 심실빈맥의 중간에 QRS폭이 좁은 정상적인 QRS가 끼어드는 것을 포획박동이라고 합니다. 그림 29-1을 봅시다. 넓은 QRS빈맥이 지속하는 가운데 좁은 QRS가 하나 끼어든 것이 있습니다. 구분할 수 있겠지요?

네, 빨간 화살표로 표시해 두었군요.

이 좁은 QRS 앞에 P파가 있는 것도 보이나요? 파란 화살표로 표시하였습니다.

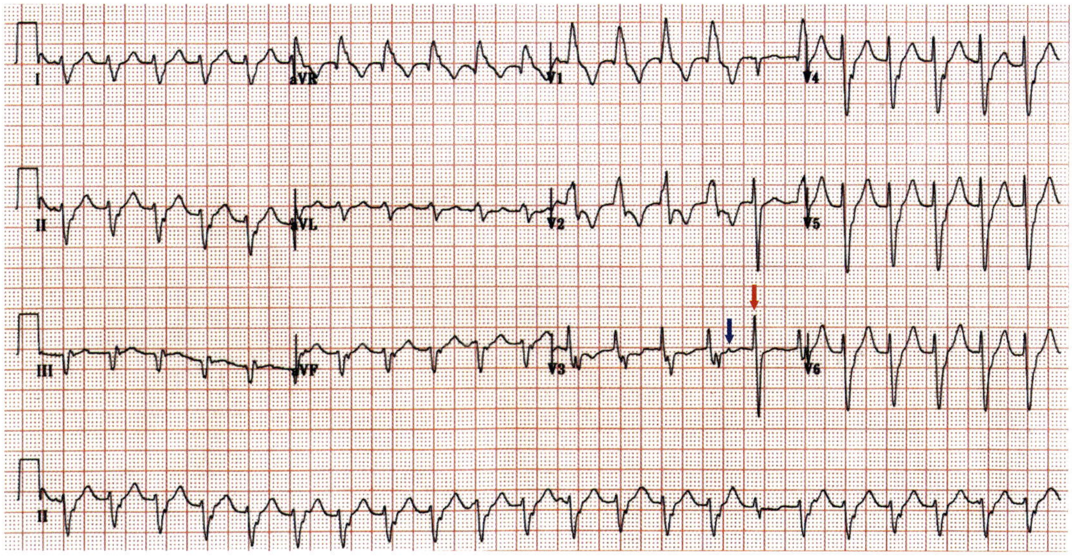

그림 29-1 포획박동의 예

좌전섬유속차단과 우각차단이 동반된 좌심실섬유속빈맥 심전도이다. 넓은 QRS빈맥이 지속하는 가운데 정상 QRS가 끼어 있는 것을 볼 수 있다(빨간 화살표). V3유도를 관찰해보면 정상 QRS의 좌측에 P파가 관찰된다(파란 화살표). 이는 동율동이 심실빈맥의 빈틈을 파고들어 방실결절과 히스를 통해 정상적으로 심실로 전도되었기 때문이며 포획박동이라고 한다.

아, 좁은 QRS는 이 P파가 전도된 것이군요.

전도가 오롯이 심방을 통해서만 내려오면 QRS는 완전 정상으로 좁지만, 만약 심실빈맥의 박동과 겹치게 되면, 방실결절을 통해 내려오는 전도와 심실에서 기인한 전도가 융합되어 QRS가 심실빈맥일 때보다는 좁지만, 심방수축이 전도된 것보다는 넓게 관찰됩니다. 이를 융합박동이라고 합니다. 그림 29-2를 봅시다. 분명히 넓은 QRS빈맥인데, 중간에 약간 날씬한 QRS가 규칙적으로 끼어든 것을 볼 수 있습니다.

빨간 화살표로 표시한 날씬한 QRS가 규칙적으로 반복되고 있네요.

하지만, 포획박동처럼 완전히 정상 QRS는 아닙니다. 이렇게 QRS 폭이 약간 줄었지만, 완전정상은 아닌 것을 융합박동이라고 합니다. 빈맥이 빨라서 앞에 P파가 있는지는 잘 보이지 않는군요. 포획박동과 융합박동이 관찰되면 100% 심실빈맥입니다.

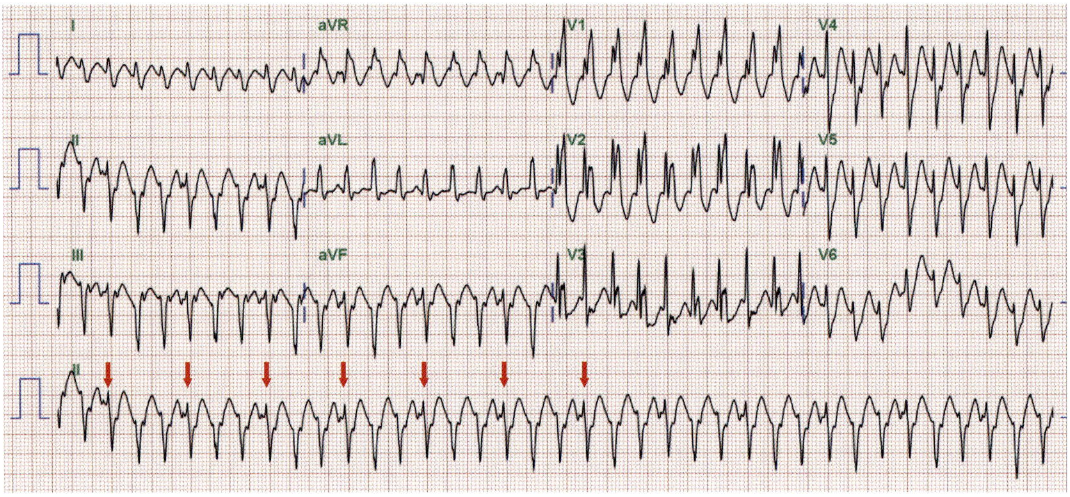

그림 29-2 융합박동의 예

좌전섬유속차단과 우각차단이 동반된 좌심실섬유속빈맥 심전도이다. 넓은 QRS빈맥을 보이는 가운데 QRS폭이 약간 좁은 complex가 일정 간격으로 끼어 있는 것을 볼 수 있다. 하지만 이 QRS는 여전히 정상보다는 넓다. 이는 동율동이 방실결절과 히스를 타고 아래로 전달되는 것과 심실빈맥이 겹쳐서 보이는 것으로 융합박동이라고 한다.

포획박동과 융합박동도 심실빈맥의 박동수가 빠르면 관찰하기 어렵겠습니다.

그렇습니다. 아무래도 전도될 틈이 없겠지요? 요약하면 넓은 QRS빈맥의 박동수가 느릴 때는 방실해리, 포획박동, 융합박동 등을 잘 살펴보고 이런 현상이 나타나면 심실빈맥으로 진단할 수 있습니다.

염전성 심실빈맥
(Torsades de Pointes)

30
Chapter

이번 장에서는 염전성 심실빈맥에 대해 살펴봅시다.

염전성 심실빈맥이요?

먼저 용어에 대해 설명해야겠군요. 서양에서는 Torsades de Pointes라고 합니다.

그 용어는 들어본 적이 있습니다.

Torsades de Pointes는 다른 말로 다형심실빈맥(polymorphic ventricular tachycardia)이라고 합니다. 'Poly'와 'morph'는 그리스 어원으로 각각 '많다'와 '형태'를 뜻합니다. 즉, 형태가 여럿인 심실빈맥을 말합니다. 여기서 형태란 QRS모양을 말합니다. 프랑스어로 torsades는 배배 꼬인 것을, pointes는 점을 의미합니다. 영어로 옮기자면 'twisting of the points'가 되겠네요. 이것을 한자로 '염전(捻轉)'이라고 옮겼습니다. '염(捻)'은 '비틀다', '전(轉)'은 '바뀌다', '구르다'는 의미입니다. Torsades de Pointes는 프랑스어라서 미국인들도 발음에 애를 먹습니다. 프랑스어 발음을 한글로 표기하면 '또흐사-드 쁘왕트'에 가깝습니다. 미국인들은 보통 '톨사-드 포인트' 또는 앞부분만 따서 '톨사-드'라고 합니다. 아무튼 한국 의료인들도 '염전'이라는 말보다 '톨사-드' 또는 polymorphic VT로 소통합니다.

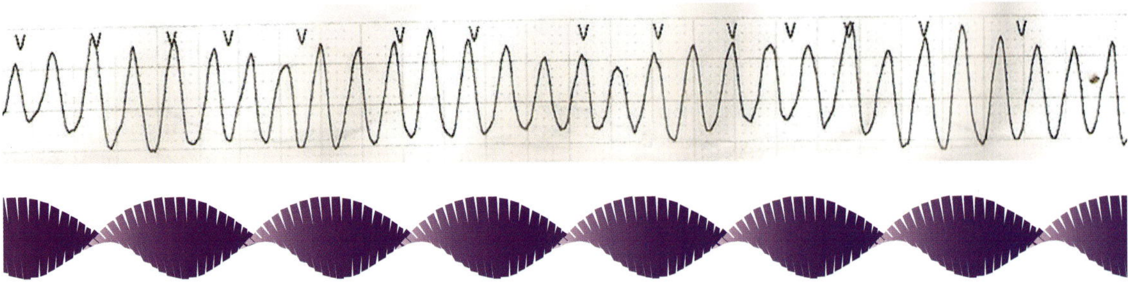

그림 30-1 **Torsades de Pointes와 꼬인 파티 리본의 비교**
Torsades de Pointes라는 이름은 심실빈맥의 QRS가 마치 파티 리본을 배배 꼬아 놓은 것 같은 모양에서 유래하였다.

심전도는 어떤 모양인가요?

Torsades라는 말은 심전도의 모양에서 따온 것입니다. 그림 30-1을 보면 심실빈맥의 QRS 높이가 늘어났다 줄어들었다 하면서 마치 파티 리본을 꼬아 놓은 것과 비슷하죠? 12유도로 찍은 또 다른 예를 그림 30-2에 소개하였습니다.

Torsades de Pointes는 혈압이 유지가 되나요? 어떻게 12유도를 찍었을까요?

그렇지 않습니다. Torsades de Pointes는 박동수가 분당 250회 내외로 매우 빠르고 불규칙하여 심박출량이 거의 없습니다. 따라서 발생하는 순간 쇼크에 빠지기 때문에 환자 의식이 없지요. 그런데 Torsades de Pointes는 비지속성으로 나타나는 경우가 있습니다. 즉, 짧게 나타났다가 별다른 치료를 하지 않아도 정상으로 돌아오는 것이지요. 그림 30-3은 또 다른 환자의 홀터심전도입니다. Torsades de Pointes가 생겼다가 저절로 없어지는 것이 기록되었습니다. 그런데 Torsades de Pointes가 생기기 직전을 주목해봅시다. 어떤 것을 관찰할 수 있나요?

심실조기박동이 거의 두 번에 한 번씩 자주 나오다가, 어느 순간 Torsades de Pointes로 넘어갑니다.

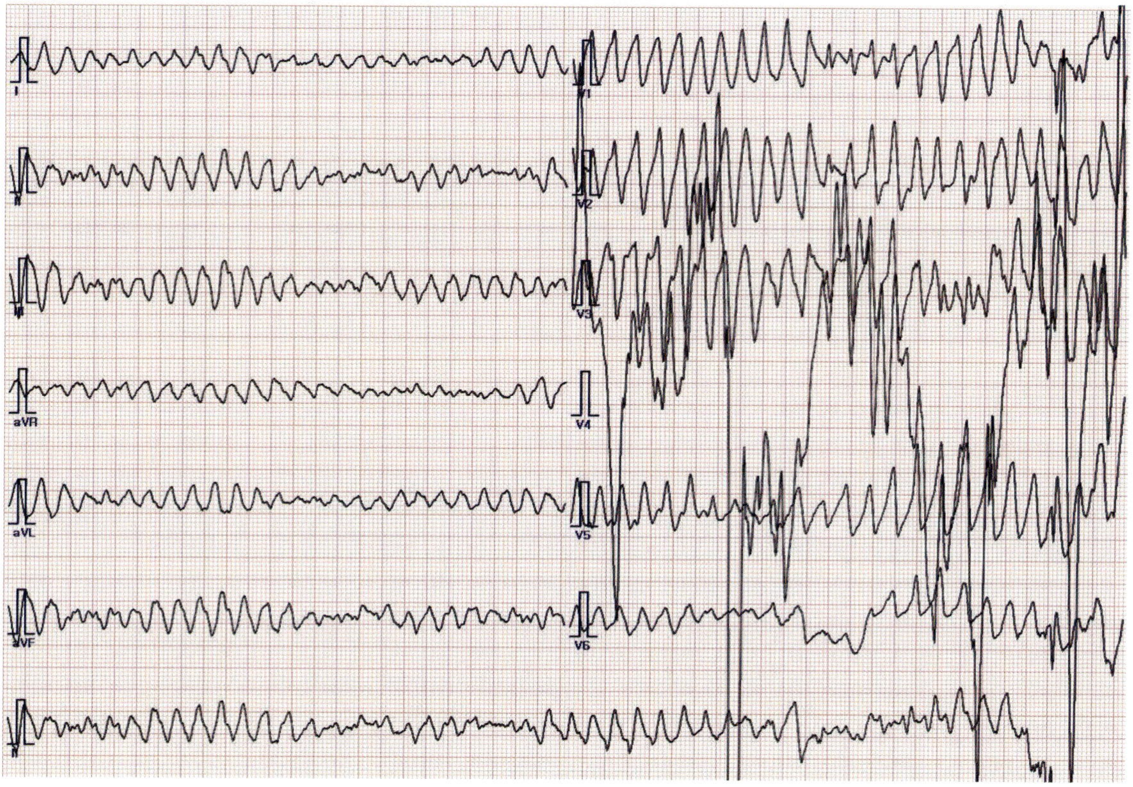

그림 30-2 **Torsades de Pointes가 12유도 심전도에 기록된 모습**

심전도를 찍는 도중 흉부유도가 흔들렸다.

또 다른 예를 봅시다(그림 30-4). 여기도 조기박동(빨간색 화살표)이 나오다가 두 번째 조기박동에서 Torsades de Pointes로 넘어가는 것을 알 수 있습니다. 이 심전도의 QT 간격에 주목해 봅시다.

T파가 뚜렷하지 않아서 잘 모르겠습니다.

잘 보면 이 환자는 QT가 매우 길어져 있습니다. 따라서 조기 박동이 T파 위에 떨어지게 되고, 이후 Torsades de Pointes로 연결됩니다. 이렇게 T파 위에 R파가 떨어지면서 심실빈맥이 생기는 현상을 'R-on-T phenomenon'이라고 합니다.

R파가 T파 위에 떨어지는 것이 왜 위험한가요?

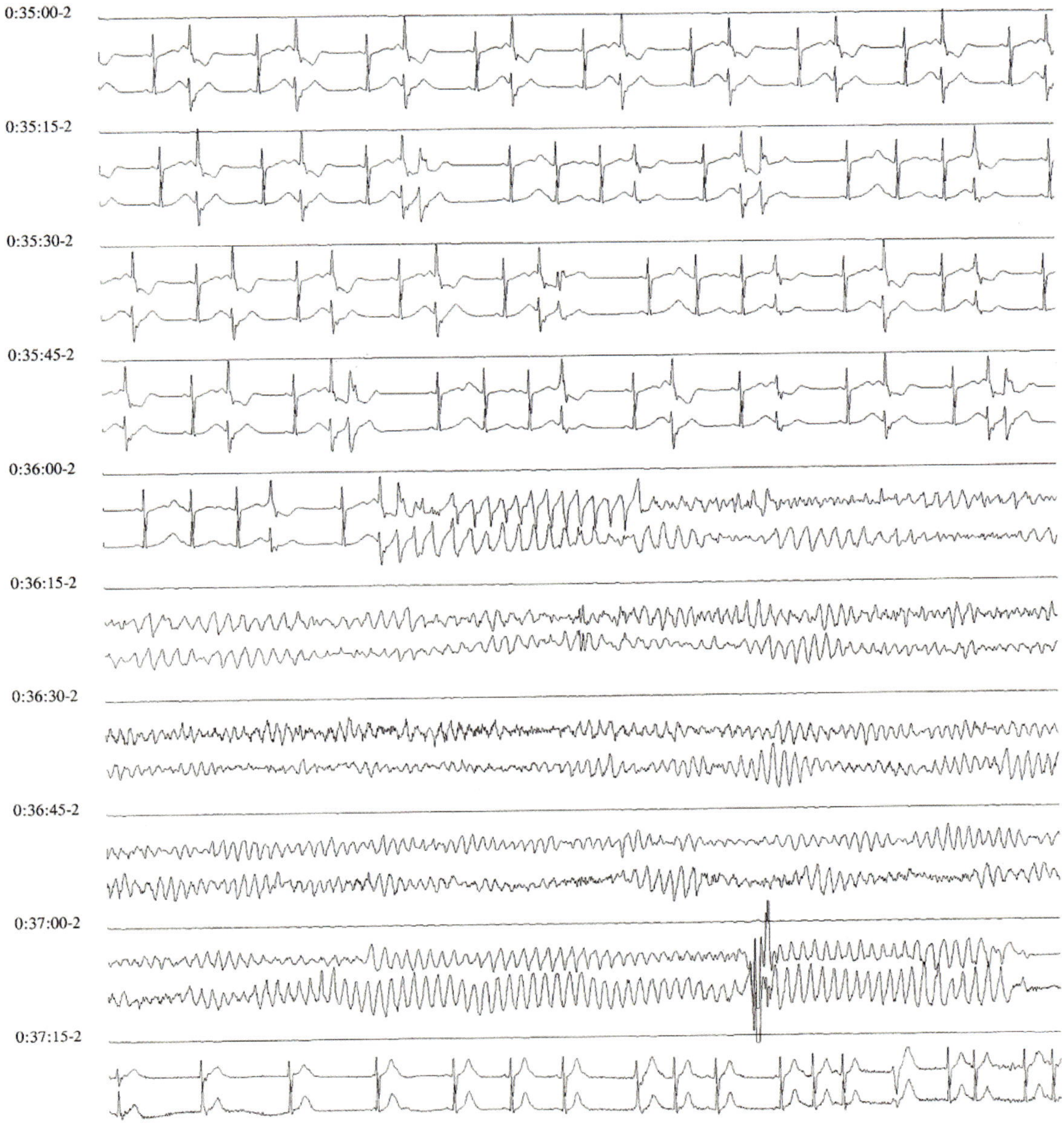

그림 30–3 홀터심전도에서 기록된 Torsades de Pointes

심실조기박동이 자주 관찰되다가 Torsades de Pointes로 넘어가고 이후 저절로 동율동으로 돌아오는 부분이 기록되었다.

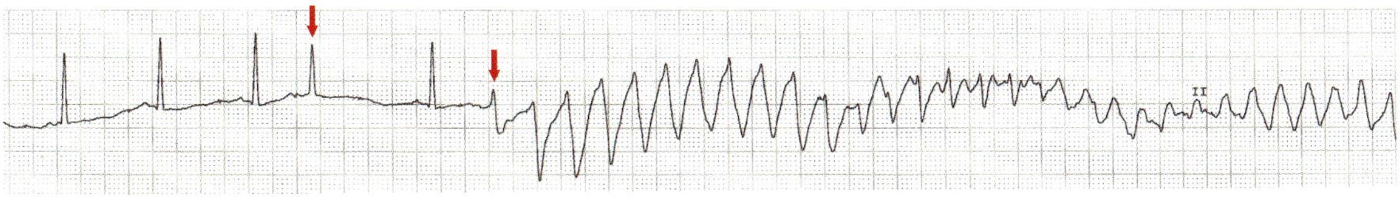

그림 30-4 **R-on-T 현상**

길어진 QT로 인해 두 번째 조기 박동이 T파 위에 떨어지게 되었고 이후 다형심실빈맥이 발생하였다.

T파를 포함한 QT간격은 심실이 재분극하는 시기입니다. 불응기에서 벗어난 세포와 그렇지 않은 세포가 뒤섞여 심실이 전기적으로 불안정한 상태인데, 이때 외부자극이 들어오면 정상적인 전도가 이루어지지 못하고 polymorphic VT가 발생합니다.

그런데, 조기박동이 Torsades de Pointes로 넘어가는 경우는 드물지 않나요? 일반적으로 심방조기박동이든 심실조기박동이든 심장질환이 없다면 치료할 필요가 없다고 들었습니다.

그런데, QT간격이 길어지면 얘기가 달라집니다.

QT간격은 얼마를 정상으로 봅니까?

QT간격은 심장박동수에 따라 변동하기 때문에 이를 교정한 QTc(QT corrected)를 사용합니다. 남자는 >450 ms, 여자는 >470 ms이면 증가된 것으로 간주합니다(그림 30-5). QTc는 계산법이 다소 복잡하나, 요즘 심전도 기계는 이를 자동으로 계산하기 때문에 심전도 판독 시에 계산값을 참조하면 됩니다(그림 30-6). 일반적으로 QT간격이 RR간격의 1/2보다 길다면 증가되어 있다고 판단할 수 있습니다.

QT간격이 길어지는 상황이 따로 있나요?

아주 중요한 질문입니다. QT간격이 선천적으로 길어서 polymorphic VT의 위험을 안고 사는 경우도 있지만, 그보다는 이차적인 요인에 의해 일시적으로 길어지는 경우가 대부분입니다. 대표적인 것으로 전해질 불균형(저마그네슘혈증, 저칼륨혈증)과 약

■ QTc Interval

Normal QTc
Male: 430 ms
Female: 450 ms

Prolonged QTc
Male: >450 ms
Female: >470 ms
Generally RR interval >1/2

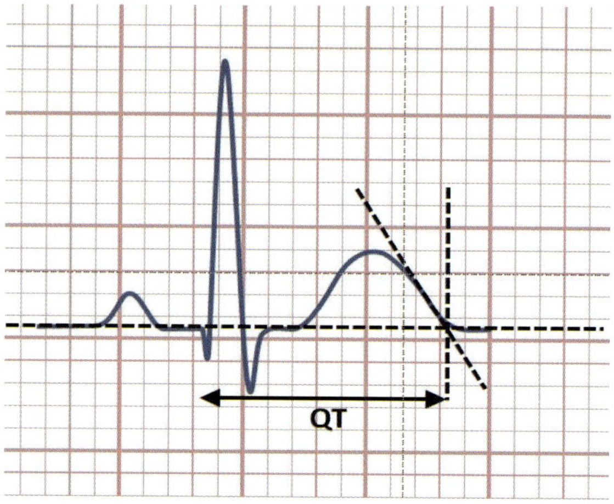

그림 30-5 QT간격

물 사용이 있습니다. 이런 이차적인 원인을 제거하지 않으면, 즉 전해질 불균형을 교정하거나 원인이 되는 약물을 중단하지 않으면 Torsades de Pointes는 해결되지 않습니다.

그렇다면, Torsades de Pointes가 관찰되면 QT간격을 살펴보고 원인을 찾아야 한다는 말로 요약할 수 있겠네요. QT간격을 연장시키는 약은 어떤 것이 있나요?

매우 다양하기 때문에, 환자가 복용하고 있는 약을 모두 확인하는 방법이 가장 좋습니다. 대표적인 약으로는 항부정맥제, 퀴놀론계와 마크롤라이드계 항생제, 위장관 운동 촉진제(cisapride, domperidone), 그리고 정신계열 약물(haloperidol, selective serotonin reuptake inhibitor, donepezil) 등이 있습니다. 흔한 임상 시나리오를 예로 들어보겠습니다. 외과 수술 후에 구토, 설사 등이 있는 환자에서 I/O를 맞추기 위해 이뇨제를 사용합니다. 저칼륨혈증으로 polymorphic VT가 생겨 제세동을 합니다. 그런데 전해질 검사는 확인하지 않고, 심실빈맥이므로 아미오다론을 투여합니다. 아미오다론은 QT간격을 증가시키므로 polymorphic VT가 더 자주, 많이 생깁니다.

그러면 제세동을 계속 반복했겠네요.

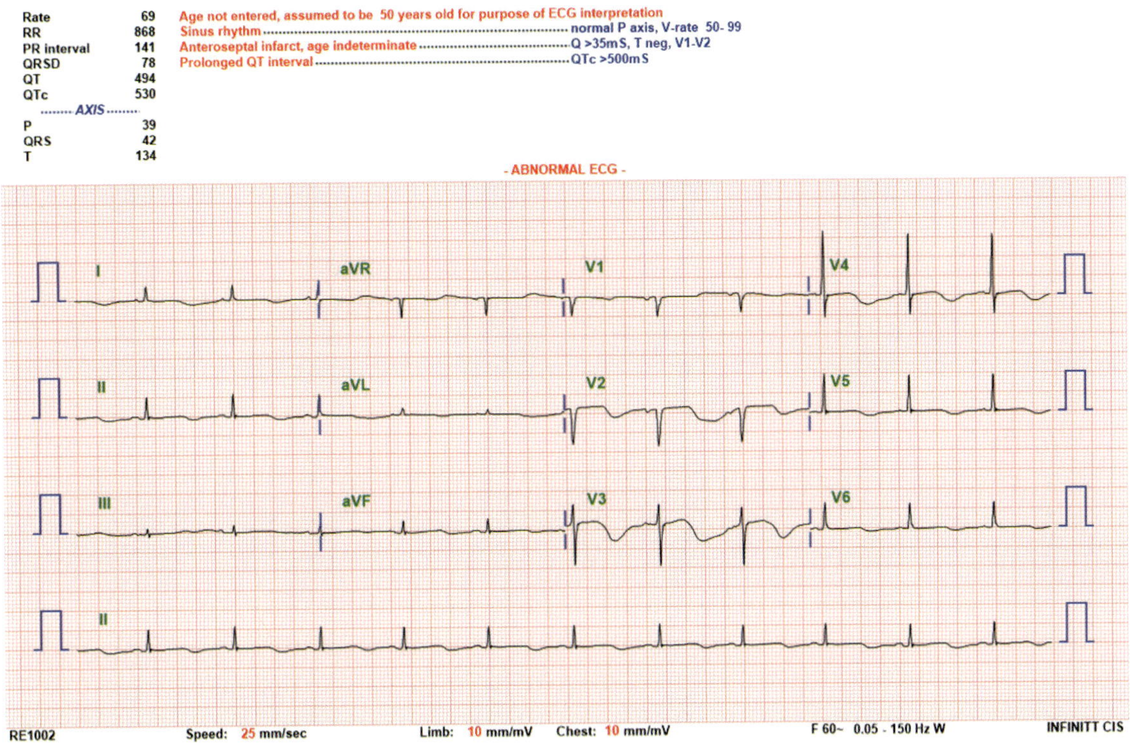

그림 30-6 QT가 길어져 있는 12 lead 심전도

좌측 상단을 보면 기계가 QT와 QTc를 자동으로 계산하여 표시하고 있다.

이런 일은 꼭 야간에 생깁니다. 전공의 선생님들이 밤새 한숨도 못 자고 제세동을 했다면, 다행히 환자가 목숨을 잃지 않았다면, 심전도를 보지 않아도 십중팔구 polymorphic VT입니다. 또 다른 예를 들어봅시다. 폐렴으로 입원하여 levofloxacin과 같은 퀴놀론계 항생제를 씁니다. 환자는 상태가 나빠지면서 패혈증 초기 증상을 보이고 도파민을 달면서 심방세동이 생깁니다. 박동수를 조절해야겠는데 베타차단제나 칼슘길항제는 혈압이 낮아 쓰기 곤란합니다. 그래서 아미오다론을 씁니다. 퀴놀론계 항생제와 아미오다론을 같이 쓰면서 QT가 연장되어 polymorphic VT가 생깁니다. 이후 양상은 앞에 예를 든 경우와 비슷하게 진행합니다.

교수님 말씀을 듣고 보니 Torsades de Pointes는 주로 전신 상태가 나쁜 환자에서 발생하는 것 같습니다.

그렇다고 할 수 있습니다. 일단 중요한 것은 Torsades de Pointes 심전도를 알아보는 것입니다. 제세동을 한 다음에는 아미오다론과 같은 항부정맥제를 떠올릴 것이 아니라 QT를 연장시킬만한 요인이 없는지 원인을 찾고, 심근을 안정시키기 위해 마그네슘을 투여합니다. Torsades de Pointes 심전도 모양은 꼭 기억하라고 여러 개의 심전도를 보여드렸습니다. 절대 잊지 마세요.

이탈박동(Escape Beat)과 이탈율동(Escape Rhythm)은 뭐가 다른가요?

31
Chapter

이번 장에서는 용어를 하나 배워봅시다. 먼저 심장에서 박동을 만들어낼 수 있는 세포를 조율세포(pacemaker cell)라고 부릅니다. 조율세포의 역할을 할 수 있는 곳은 동결절, 방실결절, 히스, 푸르킨예섬유 등 다양합니다. 동결절에서 박동을 만들어내지 않으면 어떻게 되지요?

그 하부의 조율세포가 대신 박동을 만듭니다.

맞아요. 이를 이탈박동이라고 합니다. 그림 31-1을 볼까요? 빨간 화살표로 표시한 박동이 다른 점은 무엇인가요?

원래 간격보다 조금 늦게 QRS가 나왔는데, 앞에 P가 선행하지 않습니다.

따라서 이 박동은 동결절에서 시작된 것이 아님을 알 수 있습니다. 이탈박동의 QRS 폭이 이처럼 정상이면 접합부이탈박동(junctional escape beat), QRS폭이 넓으면 심실이탈박동(ventricular escape beat)으로 부릅니다. 동결절이 한 번 박동을 만들어내지 못하면 이탈박동도 한 번 나오고 말지만, 동결절이 일정시간 동안 지속해서 박동을 만들어내지 못하면 이탈박동은 한 번으로 그치지 않고 지속해서 나오는데, 이를 이탈율동(escape rhythm)이라고 부릅니다. 그림 31-2의 리듬을 판독해 볼까요?

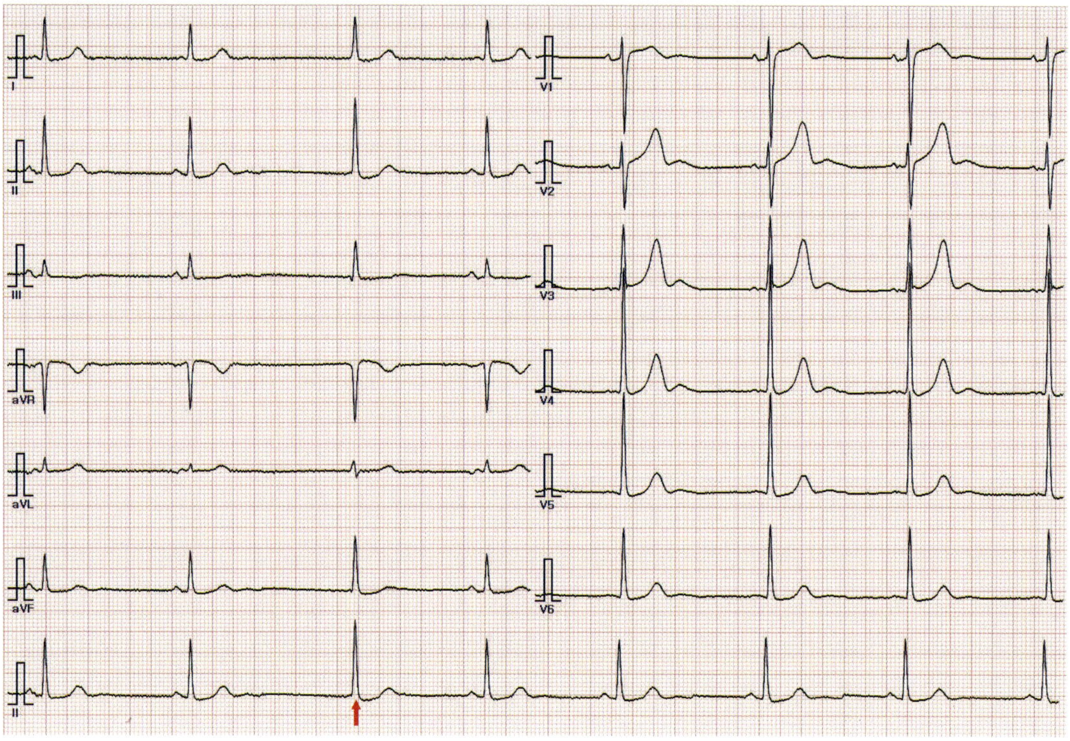

그림 31-1 접합부에서 기인한 이탈박동의 예

정상적으로 P가 나올 시기에 나오지 않자 이탈박동(빨간 화살표)이 나타났다. 이탈박동의 QRS폭이 정상인 것으로 미루어 접합부에서 기인한 것을 알 수 있다.

분당 40-50회의 서맥입니다. QRS는 규칙적이고 정상인데 앞에 P파가 선행하지 않습니다.

이런 박동을 접합부 이탈율동(junctional escape rhythm)으로 부릅니다. 이와 마찬가지로 박동이 심실에서 나오는 경우는 심실이탈율동으로 부릅니다. 이탈박동, 이탈율동이 제대로 나오지 않으면 동정지가 되며 실신 등의 증상을 유발할 수 있습니다.

그럼 조기박동이 연달아 나오는 것은 빈맥이고, 이탈박동이 연달아 나오는 것은 이탈율동으로 기억하면 되겠네요.

잘 이해하였습니다.

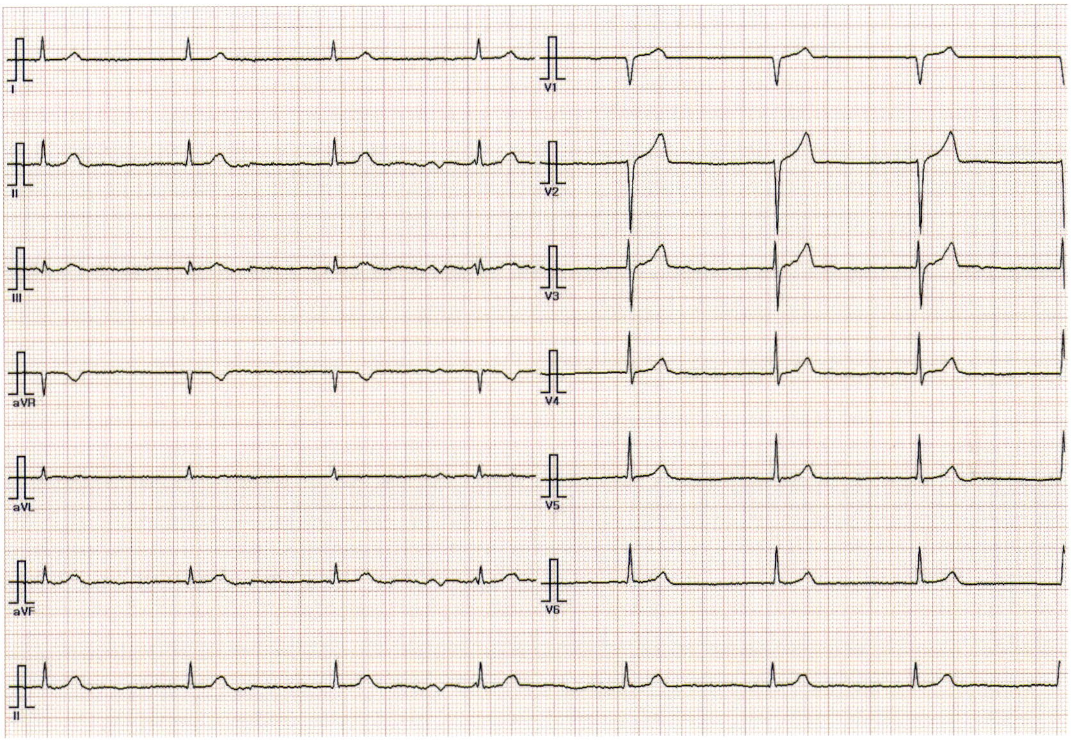

그림 31-2 이탈율동의 심전도 예

동율동이 지속적으로 나오지 않아 이탈율동으로 심박수가 유지되고 있다. QRS 앞에는 P파가 관찰되지 않는다. 또한, QRS가 정상이므로 이탈율동은 접합부에서 기인한 것을 알 수 있다.

32 Chapter 급성심근경색

LAD Proximal vs. Distal

급성심근경색 심전도 소견의 특징이 무엇이지요?

심근경색이 온 부위의 ST분절 상승입니다.

또 한 가지 중요한 것은, 반대쪽 벽의 ST분절 하강입니다. 이것을 역변화(reciprocal change)라고 합니다. ST가 상승한 유도의 반대편 유도에서 역변화가 관찰되는 것이 심근경색을 시사하는 중요한 소견입니다.

ST가 상승하는 다른 질환이 있습니까?

심근염이나 스트레스성 심근증도 ST상승이 관찰되는데, 이때는 역변화가 관찰되지 않습니다. 자 그럼, 급성 전벽심근경색은 어느 혈관이 막힌 것인가요?

좌전하행동맥(left anterior descending artery, LAD)입니다.

맞습니다. LAD폐색에 의한 심근경색은 전벽을 대변하는 흉부유도에서 ST가 상승하는 것이 특징입니다. 역변화는 어디서 관찰될까요?

전벽의 반대편은 후벽이니까, 하부유도에서 관찰됩니다.

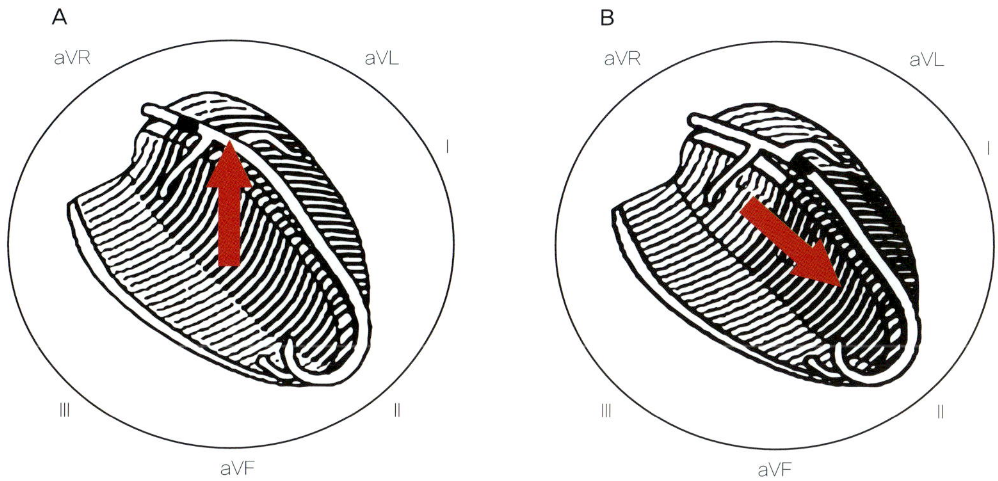

그림 32-1 좌전하행동맥의 폐색으로 인한 심근경색의 모식도

A. 폐색부위가 근위부인 경우 생존한 심근은 하벽이므로 심근수축의 벡터는 아래에서 위로 향하게 된다. 따라서 하부유도인 II, III, aVF에서 ST가 하강하는 역변화(reciprocal change)가 관찰된다. **B.** 폐색부위가 원위부인 경우 기저부의 전벽심근이 생존해 있어 위에서 아래로 향하는 벡터가 존재한다. 이는 아래에서 위로 향하는 벡터와 상충하여 하부유도의 ST변화가 없거나, 때로는 상승하는 것으로 나타날 수 있다.

맞아요. 그런데 LAD의 막힌 부위에 따라 역변화는 조금 다르게 관찰됩니다. 우선 그림 32-1을 봅시다. A는 LAD의 근위부가, B는 중간부위가 막힌 것을 나타냅니다. 근위부가 막히면 전벽심근 대부분이 영향을 받습니다. 따라서 남은 심근은 후벽과 우심실 정도가 됩니다. 후벽의 정상적인 심근에서 전벽으로 향하는 벡터가 형성되어, 하부유도로 대변되는 II, III, aVF는 ST가 하강하는 역변화를 보입니다. 지금 학생이 대답한 경우가 되겠지요.

그러면, 하부유도에 역변화가 관찰되지 않을 수도 있나요?

B의 경우가 그렇습니다. B는 폐색부위가 LAD의 중간입니다. 모식도를 보면 diagonal branch와 septal branch가 분지된 이후가 됩니다. 이 경우 전벽의 근위부, 즉 base는 심근이 살아 있어서, 위에서 아래로 향하는 벡터가 있습니다. 이것은 아래에서 위로 올라오는 벡터와 상충되지요.

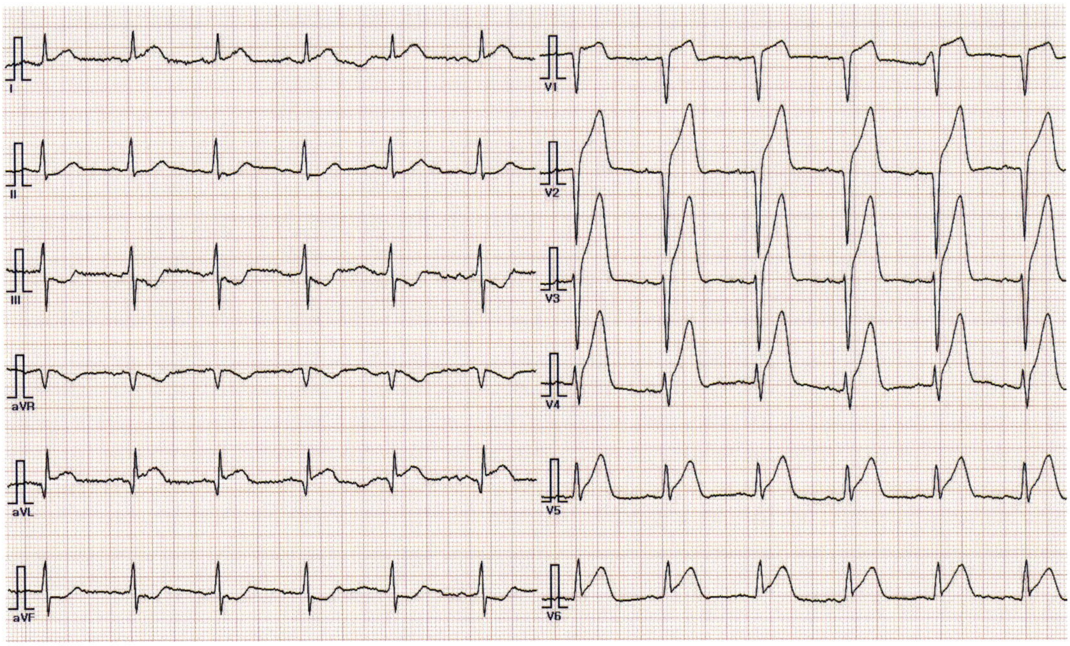

그림 32-2 좌전하행동맥의 근위부가 막힌 급성심근경색 심전도의 예

V1-4의 ST분절이 상승한 급성전벽심근경색의 심전도이다. 하부유도인 II, III, aVF에서 ST가 하강하는 역변화를 보이는 것으로 좌전하행동맥의 근위부가 막혔음을 시사하는 소견이다.

그러면 ST는 어떻게 되나요?

상충되는 벡터가 비슷하다면, 하부유도에는 ST변화가 없습니다. 만약, 위에서 아래로 향하는 벡터가 크다면, 오히려 하부유도의 ST가 올라갈 수도 있습니다.

전벽심근경색에서 하부유도의 역변화가 없으면, 중간 이하의 부위가 막힌 것이군요.

실제 심전도를 보면서 공부해 봅시다. 그림 32-2를 살펴봅시다.

V1-6에 뚜렷한 ST분절의 상승과 tall T를 보이는 급성 전벽심근경색입니다.

ST상승이 비교적 뚜렷하므로 놓치지 않겠지요? 그리고 aVL도 상승해 있는 것으로 보아, 외벽도 침범한 것 같습니다. 자 이제 배운 대로 역변화가 있는지 볼까요?

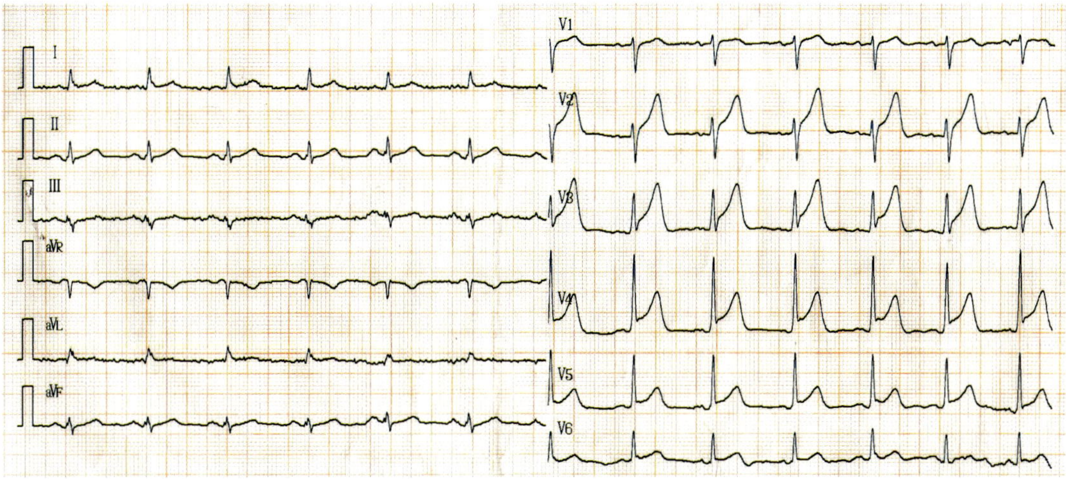

그림 32-3 좌전하행동맥의 원위부가 막힌 급성심근경색 심전도의 예

V1-4의 ST분절이 상승한 급성전벽심근경색의 심전도이다. 하부유도인 II, III, aVF에서 ST변화가 뚜렷하지 않다. 이는 좌전하행동맥의 원위부가 막혔음을 시사하는 소견이다.

III, aVF는 ST분절이 뚜렷이 하강하였고, II도 1 mm 정도 감소하였습니다.

따라서, LAD의 근위부가 막혔음을 알 수 있습니다. 다음은 그림 32-3을 봅시다.

이번에도 흉부유도에서 ST상승과 tall T가 관찰되는 것은 비슷한데, 하부유도에서 역변화는 뚜렷하지 않습니다.

그렇죠? 이 환자는 LAD의 중간 이하 부위가 막힌 것을 알 수 있습니다.

요약하면, 급성 전벽심근경색에서 하부유도의 역변화가 뚜렷하면, LAD의 근위부가 막힌 것이고, 뚜렷하지 않거나 오히려 상승하면, 중간 이하의 부위에 폐색이 온 것으로 생각하면 되겠네요?

그렇습니다. 하부유도에 역변화가 뚜렷하지 않은 경우가 뚜렷한 경우에 비해 예후가 좋을 것으로 짐작할 수 있습니다.

33 Chapter

급성심근경색

LCX vs. RCA

이번에는 급성 하벽심근경색에 대해 공부해 봅시다. 하벽심근경색은 어느 혈관이 막혀서 발생합니까?

우관상동맥(right coronary artery, RCA)입니다.

일부는 맞고, 일부는 틀린 답이네요. 정답은 '지배하는 혈관에 따라 다르다'입니다. 심근하벽은 70% 이상이 RCA가 지배하므로 여기에 폐색이 온 경우가 많지만, 일부 환자는 좌회선지(left circumflex artery, LCX)가 우세한 경우도 있어 LCX폐색에 의해 발생하기도 합니다.

그걸 심전도로 알 수 있나요?

모식도로 개념을 먼저 잡아 봅시다. 그림 33-1에서 A는 RCA 폐색을, B는 LCX 폐색을 나타낸 것입니다. RCA가 막힌 경우 심장의 우측 하벽이기 때문에 정상심근에서 경색심근으로 향하는 벡터는 II보다는 III의 방향에 더 일치합니다. 따라서 II보다 III의 ST분절 상승 폭이 더 큽니다. 한편, LCX 폐색의 경우 좌심실 외벽을 같이 침범하기 때문에, 벡터가 III보다는 II의 방향에 더 일치합니다. 따라서 III보다 II의 ST분절 상승 폭이 더 큽니다.

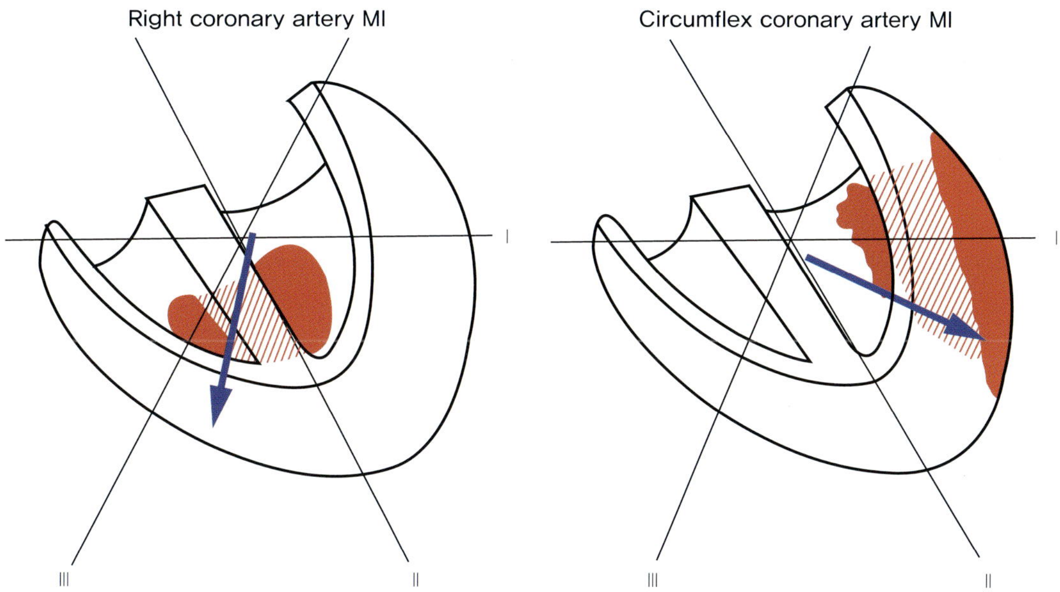

그림 33-1　급성하벽심근경색에서 ST상승의 양상

우관상동맥 폐색의 경우 벡터는 하방에서 우측으로 향한다. 이는 유도 III와 더 가까워서 ST분절 상승은 III가 II보다 높다. 좌회선동맥 폐색의 경우 벡터는 하방에서 좌측으로 향하며, 이는 유도 II의 방향에 가깝다. 따라서 ST분절 상승은 II가 III보다 높다.

그렇군요.

그림 33-2의 심전도를 판독해 봅시다.

하부유도에서 ST분절이 상승한 하벽심근경색의 소견입니다.

II와 III의 ST분절 상승 폭에 주목해 볼까요?

III가 II보다 더 많이 올라갔습니다. RCA 폐색으로 생각해도 되는 건가요?

그렇습니다. 또 한 가지 단서는 I, aVL입니다. ST가 어떻습니까?

내려갔습니다. 역변화인가요?

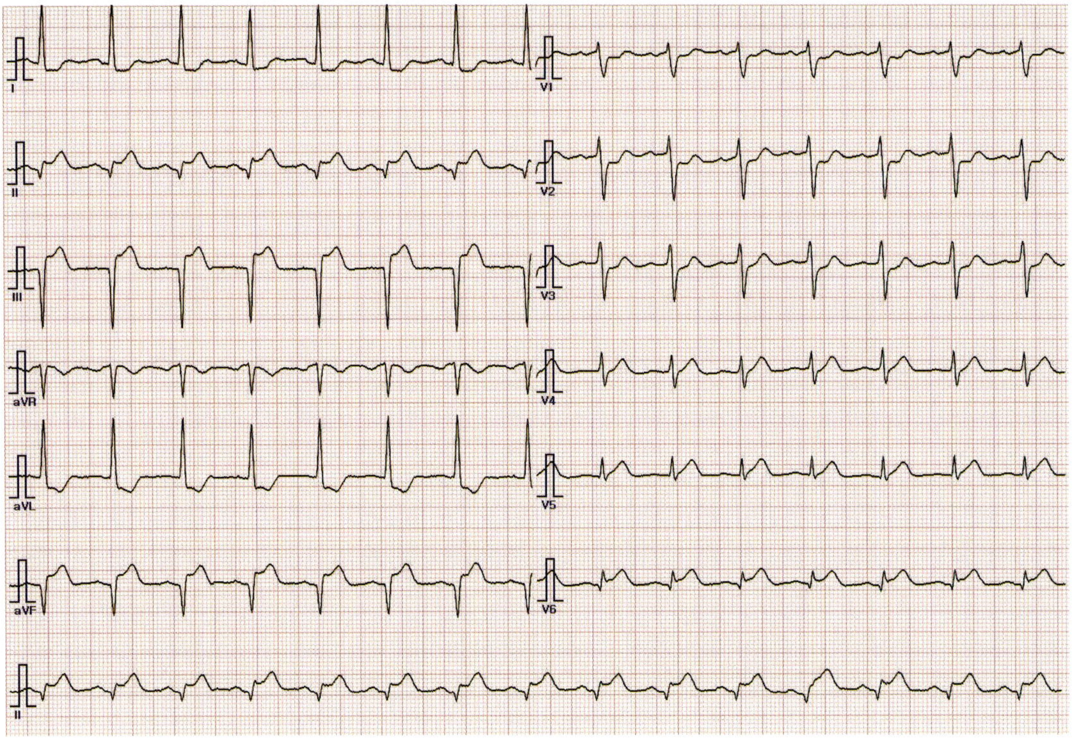

그림 33-2 우관상동맥폐색에 의한 급성하벽심근경색의 심전도

하부유도인 II, III, aVF에서 ST분절 상승이, 전벽유도인 V1–3에서 역변위인 ST분절 하강이 관찰된다. 유도 II와 III의 ST분절 상승을 비교해보면 III가 II보다 더 높다.

그렇습니다. 역변화가 좌측 외벽을 대변하는 유도에서 관찰되므로 우측 하벽에 경색이 왔다고 짐작할 수 있지요? 따라서 RCA 폐색을 보강해주는 소견입니다. 다음으로 그림 33-3을 살펴봅시다.

이것도 하부유도에서 ST분절이 상승한 하벽심근경색인데, 이번에는 III보다 II에서 ST분절이 더 많이 상승하였습니다.

그렇죠? 거기에 추가하여 좌측 외벽을 대변하는 I, aVL의 ST분절은 어떻습니까?

이번에는 상승하였습니다. V3-6도 ST분절이 상승하였습니다.

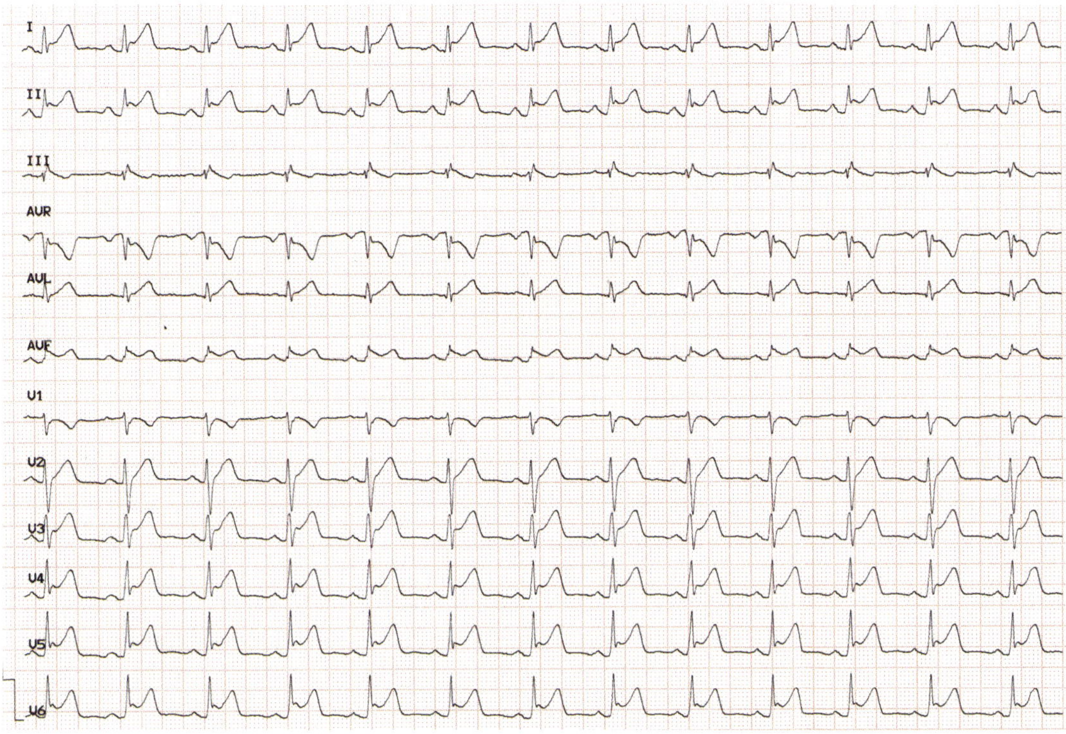

그림 33-3 좌회선동맥폐색에 의한 급성하벽심근경색의 심전도

하부유도인 II, III, aVF에서 ST분절의 상승이 관찰된다. ST분절의 상승은 II가 III보다 큰데 이는 하벽심근경색이 좌회선동맥에 의한 것임을 시사한다. 한편 I, V3–6에도 ST분절의 상승이 관찰되며, 이는 하벽뿐 아니라 좌심실외벽에도 심근경색이 있음을 시사하는 소견이다. 따라서 좌회선동맥 폐색임을 더 확실하게 나타낸다.

심근경색이 좌심실 외벽도 침범한 소견입니다. 이러한 소견을 종합해 볼 때, LCX 폐색에 의한 심근경색으로 추정할 수 있습니다.

급성 하벽심근경색의 원인이 RCA인지, LCX인지 감별하기 위해서는, II와 III의 ST분절 상승을 비교하고, I, aVL에서 역변화가 나타나는지를 관찰해야겠습니다.

관동맥 재관류술을 응급으로 시행할 때 혈관의 막힌 부위를 예측할 수 있어 도움이 되는 소견이므로 꼭 기억해 두기 바랍니다.

34 급성심근경색

Chapter

RCA Proximal vs. Distal

이번에는 우관상동맥이 막힌 부위에 따라 심전도에서 어떻게 달라지는지 알아봅시다. ST분절의 상승이 어느 유도에서 관찰되지요?

우관상동맥 폐색인 경우 하벽심근경색이니까 II, III, aVF에서 ST분절의 상승이 관찰됩니다.

역변화(reciprocal change)는 어느 유도에서 관찰됩니까?

반대편이니까 전벽(V1-4)에서 관찰됩니다.

그렇습니다. 급성하벽심근경색에서 우측유도를 찍어보라는 말을 들어본 적 있습니까?

우측 유도요?

그렇습니다. 흉부유도를 좌측으로 붙이는 대신 우측으로 붙이는 겁니다. 즉 V1-2는 서로 반대가 되고, V3부터는 대칭되는 우측에 붙이고 기록합니다(그림 34-1). 이 유도는 뒤에 R을 붙여서 표시하는데, V_4R과 같은 식입니다.

우측유도에서 알 수 있는 것은 무엇입니까?

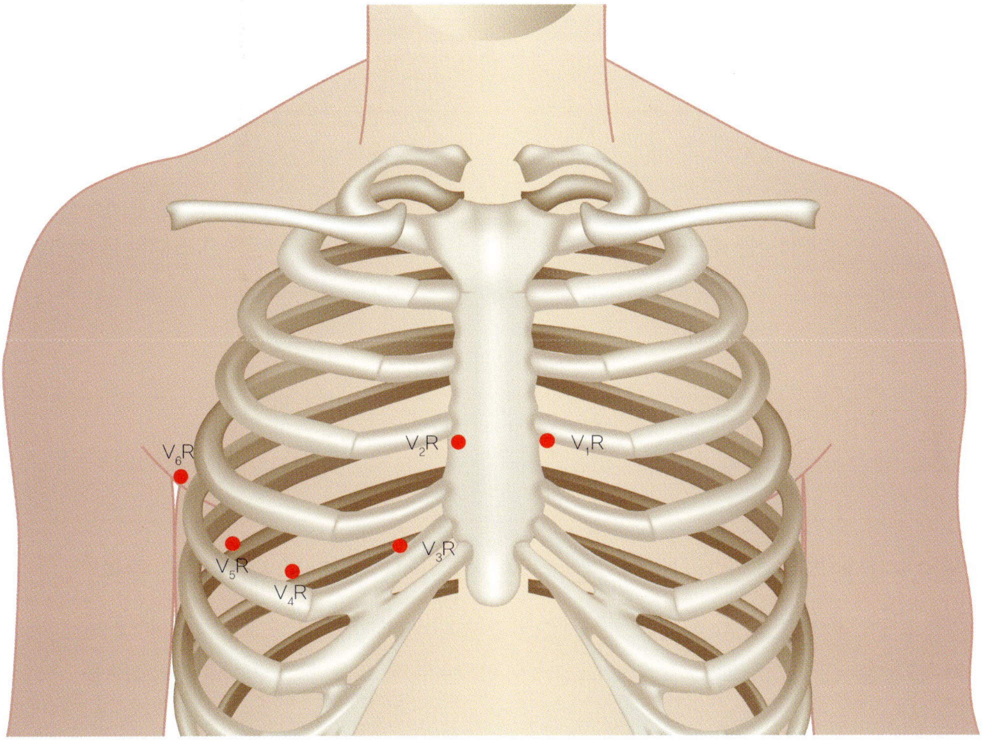

그림 34–1 **우측 흉부유도를 부착하는 위치**

V_4R의 ST분절이 상승하면 우관상동맥의 근위부폐색이고, 그렇지 않으면 원위부폐색입니다.

왜 그런가요?

우관상동맥은 오른쪽으로 돌아 나가면서 우심실로 향하는 분지를 냅니다. 그리고 원위부는 좌심실 하벽에 혈액을 공급합니다. V_4R의 ST분절이 상승하였다는 것은 우심실경색을 의미하며, 우심실분지보다 근위부가 막힌 것을 의미합니다. 그림 34–2를 살펴봅시다. 먼저 A의 심전도를 판독해 볼까요?

사지유도 II, III, aVF에서 ST분절의 상승이 관찰됩니다. I, aVL에는 ST분절의 하강이 보이고요.

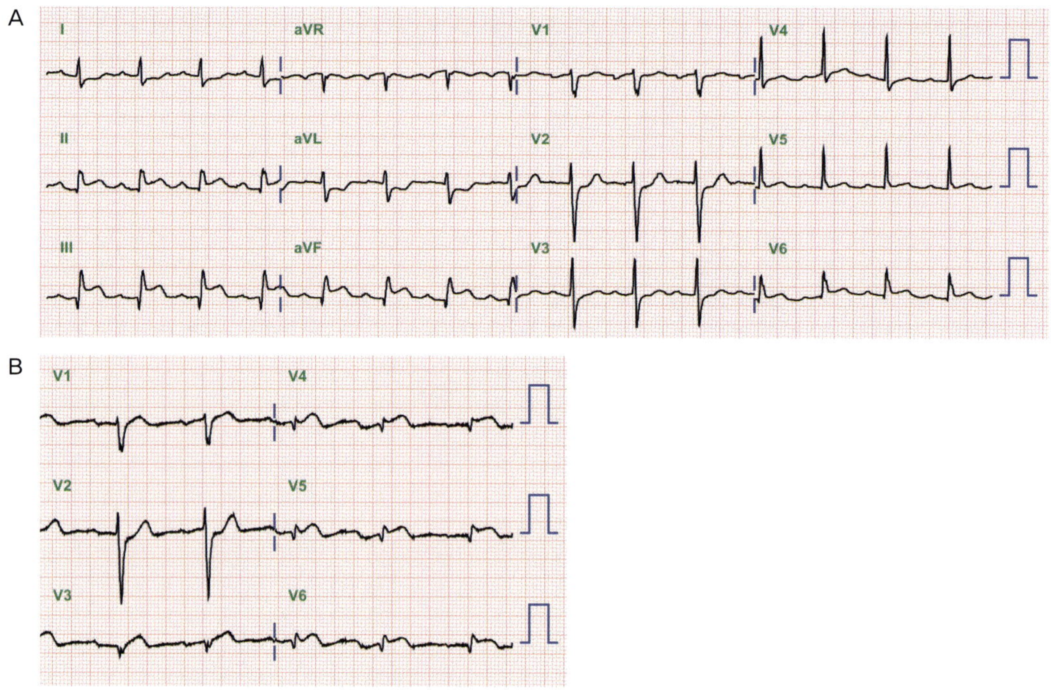

그림 34-2 급성하벽심근경색에서 우심실경색이 동반된 예

그림 A의 유도 II, III, aVF에서 ST분절의 상승이, I과 aVL에서 ST분절의 하강이 관찰된다. 우관상동맥 폐색에 의한 하벽심근경색을 진단할 수 있다. B의 V3-6은 우측유도를 찍은 것이다. V_4R-V_6R에서 ST분절의 상승이 관찰된다.

우관상동맥 폐색에 의한 하벽심근경색으로 진단할 수 있겠지요? 흉부유도는 어떤가요?

글쎄요. 큰 변화는 없는 것 같고, V2의 ST가 약간 내려간 듯 보입니다.

이번에는 그림 34-2B를 봅시다. 그림 34-2B의 V1, V2는 A와 같고, V3-6는 우측유도를 찍은 것입니다. ST가 어떻지요?

V_4R-V_6R에서 ST분절의 상승이 관찰됩니다.

맞아요. 이는 우관상동맥의 근위부가 막혀, 우심실경색이 왔음을 시사하는 소견입니다.

V_4R의 ST분절이 상승한 것으로 우심실경색을 진단하는 것이 중요한 의미가 있습니까?

좋은 질문입니다. 우심실경색이 동반되면, 우심실 수축력의 저하(우심실부전)로 인해 폐동맥순환에 장애가 옵니다. 따라서 폐동맥순환을 늘리고, 좌심실로 가는 혈류량을 증가(preload를 증가)시키기 위해 수액을 더 공급해 주어야 합니다. 일반적으로 좌심실부전에서 preload를 줄여야 하는 것과는 반대입니다. 또한, 흉통을 가라앉히는 니트로글리세린을 사용하는 것도 주의해야 합니다. 니트로글리세린은 preload를 감소시키기 때문에, 우심실경색에서는 혈역학적으로 나쁜 영향을 미칠 수 있습니다.

그렇군요. 그렇다면 V_4R의 ST분절이 하강하는 경우도 있나요?

V_4R의 ST분절이 하강하였다는 것은 역변화를 의미합니다. 하벽심근경색이 좌회선지에 의한 경우라면 좌심실 외벽에 심근경색이 동반되므로 반대편인 V_4R의 ST분절은 하강하게 됩니다.

앞으로 급성하벽심근경색이 의심되는 경우 우측유도를 꼭 확인해 보겠습니다.

35 Chapter 승모판성 P파 대 폐성 P파 (P Mitrale vs. P Pulmonale)

이번 장에서는 P파에 관심을 가져봅시다. 심전도의 P파는 우심방과 좌심방이 수축하는 벡터의 합을 나타냅니다. P파의 시작부위는 우심방을 끝부위는 좌심방을 각각 반영합니다. 그림 35-1을 봅시다. 먼저 정상인 유도 II와 V_1을 비교해 볼까요?

유도 II는 위로만 솟았지만, V_1은 위아래 양방향으로 볼록합니다.

심방의 수축은 위에서 아래로 내려오므로, 유도 II에서는 모두 양인 벡터가 합쳐져서 양으로 나타납니다. 한편, V_1에서는 우심방은 오는 방향이지만, 좌심방은 멀어지는 방향이므로, P파의 뒷부분은 음으로 변합니다. 이런 물결 모양의 V_1을 biphasic하다고 표현합니다.

우심방이나 좌심방이 커지게 되면 어떻게 변하나요?

우심방이 커지면 유도 II, V1에서 P파의 시작부위가 봉긋하게 더 올라갑니다(표 35-1, 그림 35-2). 좌심방이 커지면 좌심방 수축의 벡터도 커지지만 수축시간도 길어져, P파의 뒤쪽이 오른쪽으로 밀리는 양상으로 나타납니다. 따라서 유도 II에서는 가운데 움푹 들어가는 부위가 나타나고, V1에서는 음인 부위가 뚜렷해집니다(그림 35-3, 4).

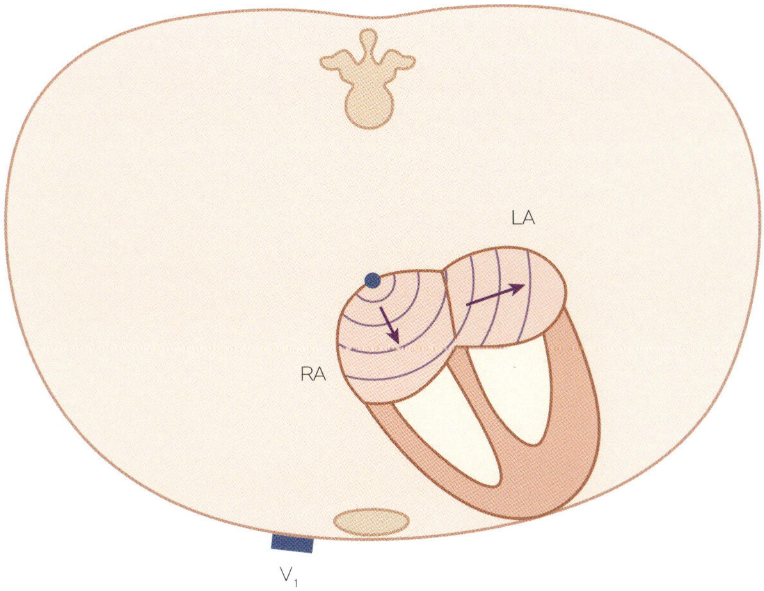

그림 35-1 우심방 및 좌심방 비대에서 관찰되는 P파의 모식도

표 35-1

	정상	우심방비대	좌심방비대
II	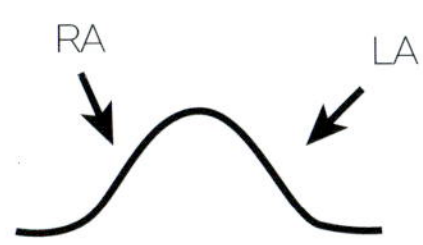	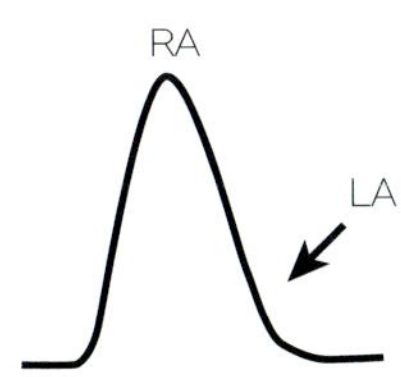	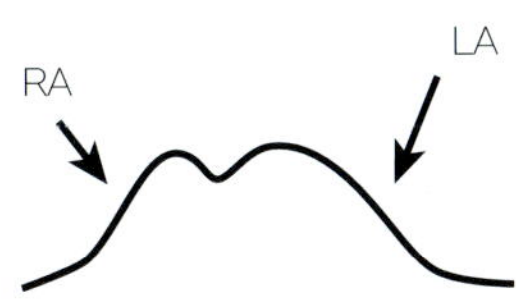
V_1	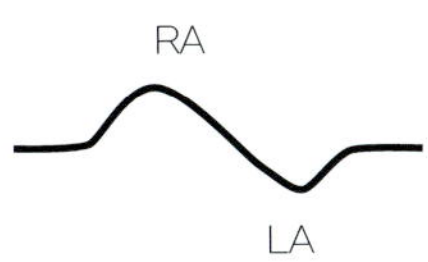	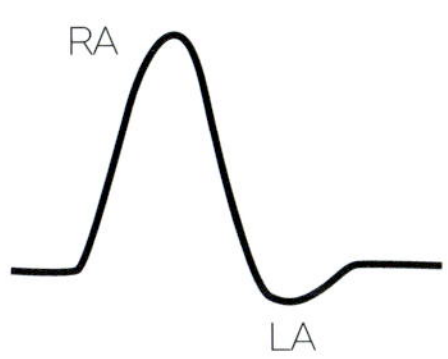	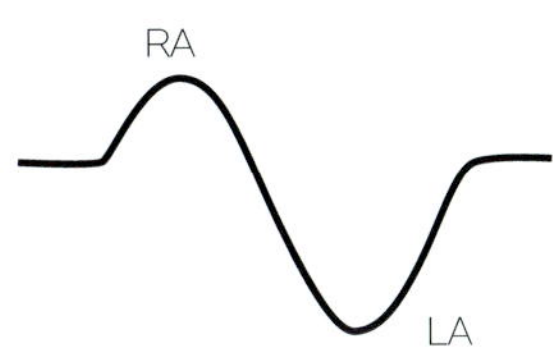

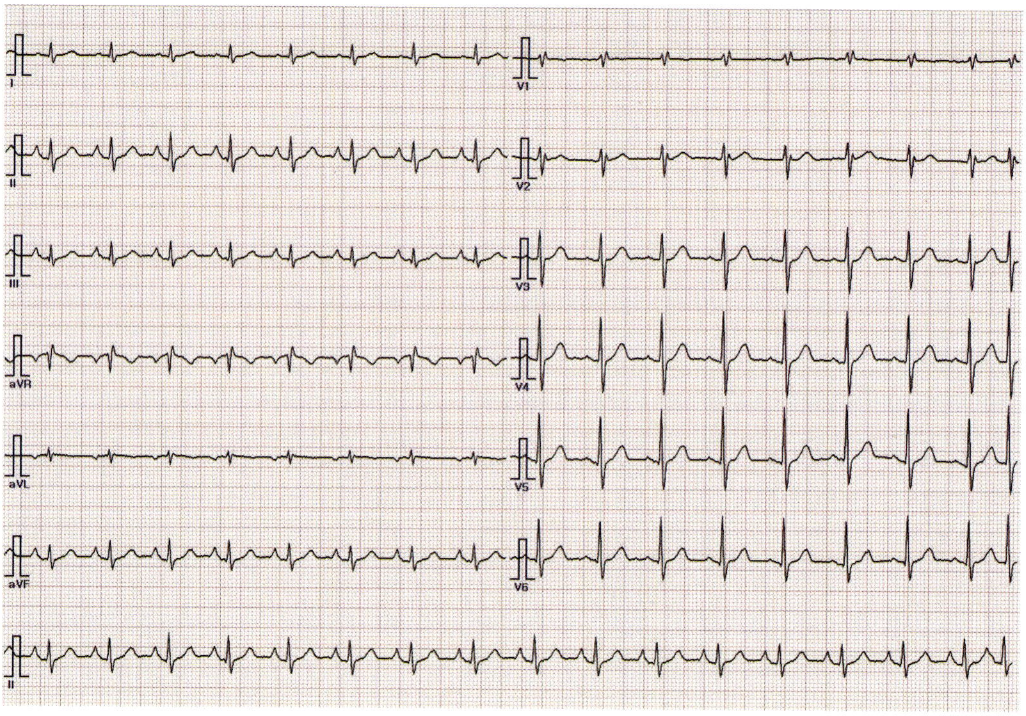

그림 35-2 폐성 P파를 보이는 심전도

만성 폐색성 폐실환을 앓고 있는 환자의 심전도이다. 하부유도(II, III, aVF)에서 위로 솟은 P파가 관찰된다.

어떤 질병에서 우심방 또는 좌심방이 커지나요?

우심방이 커지는 대표적인 질환은 폐성심(cor pulmonale)이 동반된 만성호흡기질환이고, 좌심방이 커지는 대표적인 질환은 승모판협착증이므로 이를 각각 폐성 P파, 승모판성 P파라고 부릅니다.

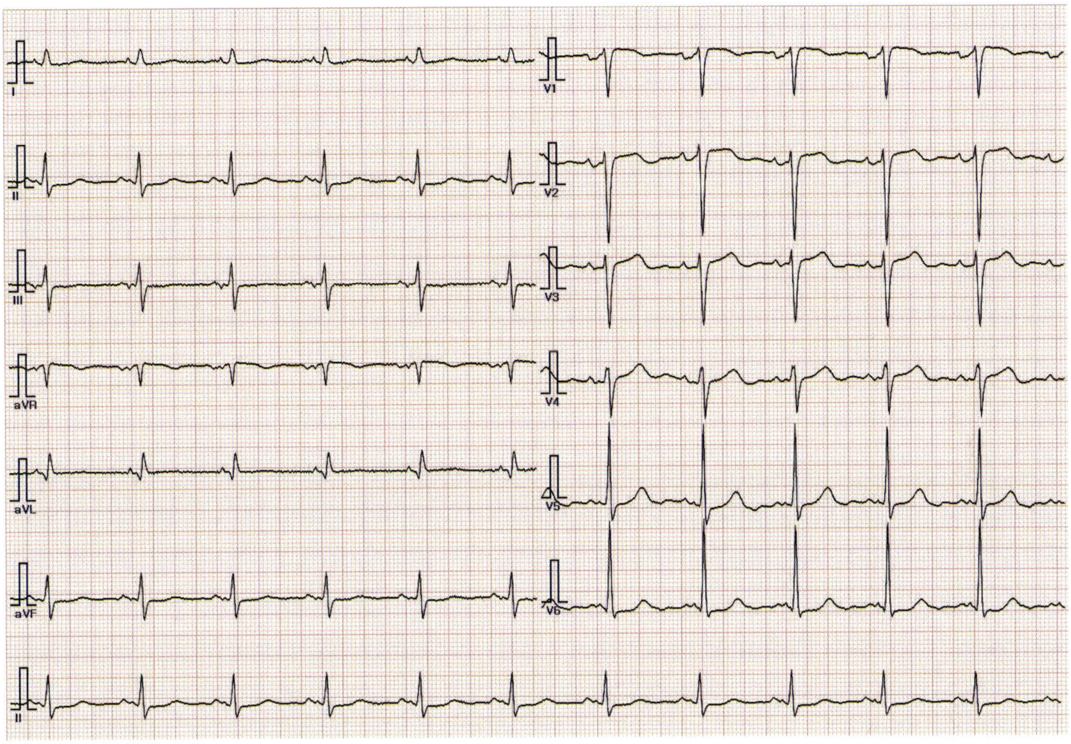

그림 35-3 승모판성 P를 보이는 심전도

승모판협착증 환자의 심전도이다. 유도II의 P파 가운데 홈(notch)이 관찰되고, V1에서 음인 부위가 뚜렷하게 관찰된다.

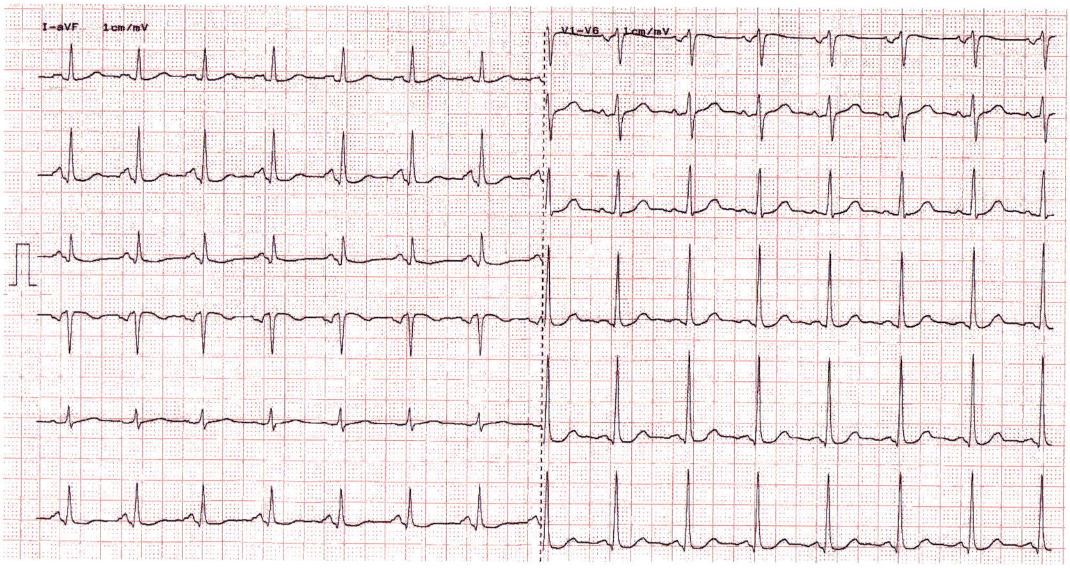

그림 35-4 승모판성 P를 보이는 심전도

승모판협착증 환자의 심전도이다. 유도II의 P파 가운데 홈이 관찰되고, 뒷부분이 앞부분보다 더 높다. 또한, V1에서 음인 부위가 뚜렷하게 관찰된다.

De Winter와 Wellens 징후

(De Winter's and Wellens' sign)

36 Chapter

이번 장에서는 ST분절 상승 심근경색(STEMI)에 준하는 심전도 소견에 대해서 알아봅시다.

준한다는 말은 ST분절 상승은 없지만, 심근경색으로 본다는 의미인가요?

맞습니다. 영어로는 STEMI equivalent라는 용어를 사용합니다. 그 중에 처음 관찰한 사람의 이름이 붙은 심전도 두 개를 소개합니다.

De Winter 징후는 어떤 특징이 있나요?

이는 De Winter가 2008년에 처음 발표한 것으로, 흉부유도에서 우측으로 올라가는 ST분절 하강(upsloping ST depression)이 J 포인트에서 시작되고 높은 T파로 이어지는 양상입니다. QRS가 약간 넓고, aVR 유도에서 ST가 1–2 mm 상승하는 소견이 동반되기도 합니다. 그림 36-1을 참조하기를 바랍니다. 이렇게 ST분절 하강과 좌우 대칭인 T파가 결합된 것을 'De Winter T파'라고 합니다.

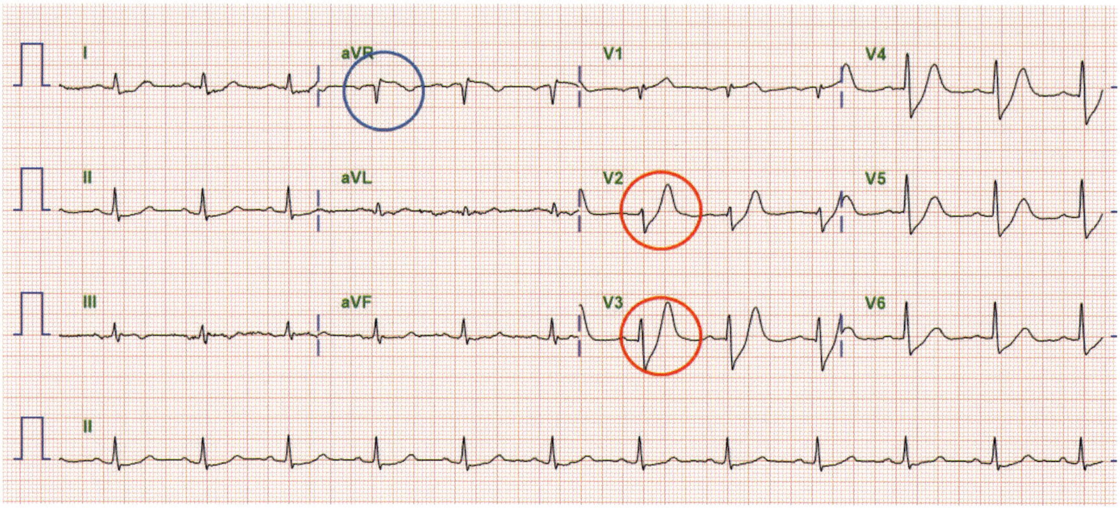

그림 36-1 De Winter Sign

흉부유도 V2-6에 우상향의 ST분절하강과 좌우대칭인 T파 상승이 있고(빨간 원), aVR유도에서 ST분절 상승이 관찰된다(파란 원).

그밖에 어떤 특징이 있나요?

De Winter는 급성 좌전하행지 경색 1,532명 중 30명(2%)에서 이와 같은 소견이 관찰되었고, 젊은 남자가 많았으며, 이상지질혈증의 빈도가 높았다고 보고하였습니다. 흉통이 있는 환자에서 De Winter 심전도 소견이 관찰된다면, 즉시 심혈관촬영을 실시하는 것이 바람직합니다.

그럼, Wellens 징후도 설명해주세요. 그런데 Wellens라는 이름은 많이 들어본 것 같습니다.

Wellens는 전기생리학 검사를 통해 부전도로와 방실회귀빈맥의 연관관계를 밝혀낸 네덜란드의 의학자입니다. 후학양성 및 저술활동도 활발하였기에 그럴 겁니다.

Wellens는 1982년 좌전하행지의 심한 협착으로 심근경색에 직면해 있는 환자들에게 관찰되는 특징적인 심전도 소견을 발표합니다. 이는 Wellens 징후(sign) 또는 증후군(syndrome)으로 불리게 됩니다. 특징적인 소견은 흉부유도에서 관찰되는 이상성 T파(biphasic T wave) 또는 깊은 역위성 T파(deep T wave inversion)입니다. 처음에는 두 가지 타입이 있는 것으로 여겨졌으나, 현재는 이상성 T파에서 역위성 T파로 넘어가는 순차적인 것으로 파악하고 있습니다. 그림 36-2는 이상성 T파의 예를 보여주고 있습니다. 이 환자는 제때 재관류되지 못했고, 3일 후 찍은 심전도에서 그림 36-3과 같이 Q파를 동반한 ST분절 상승으로 변화된 것을 볼 수 있습니다. 그림 36-4는 다른 환자의 예로 깊은 역위성 T파를 관찰할 수 있습니다.

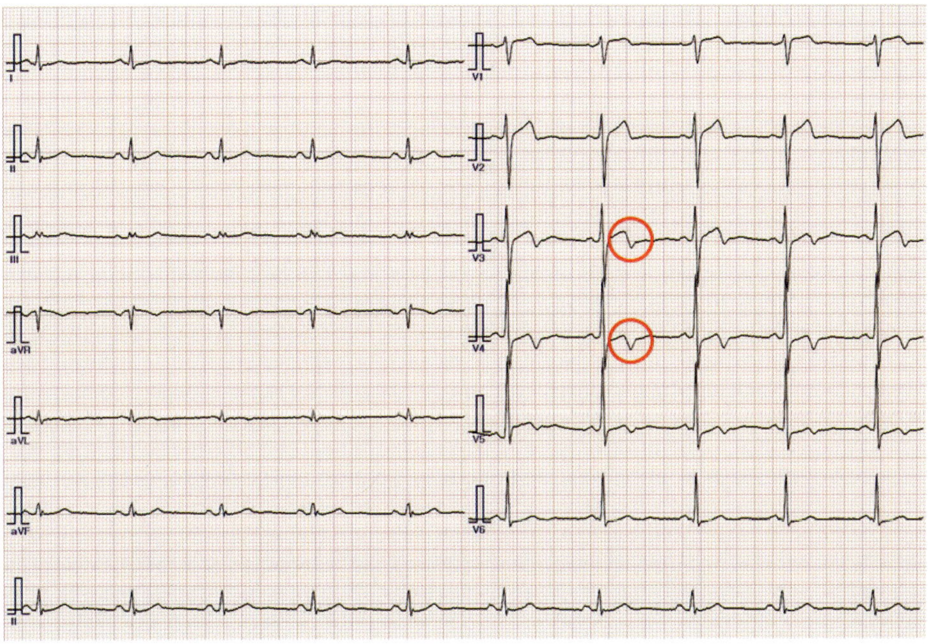

그림 36-2 Wellens' Sign

흉부유도에서 이상성 T파(biphasic T wave)가 관찰된다(빨간 원).

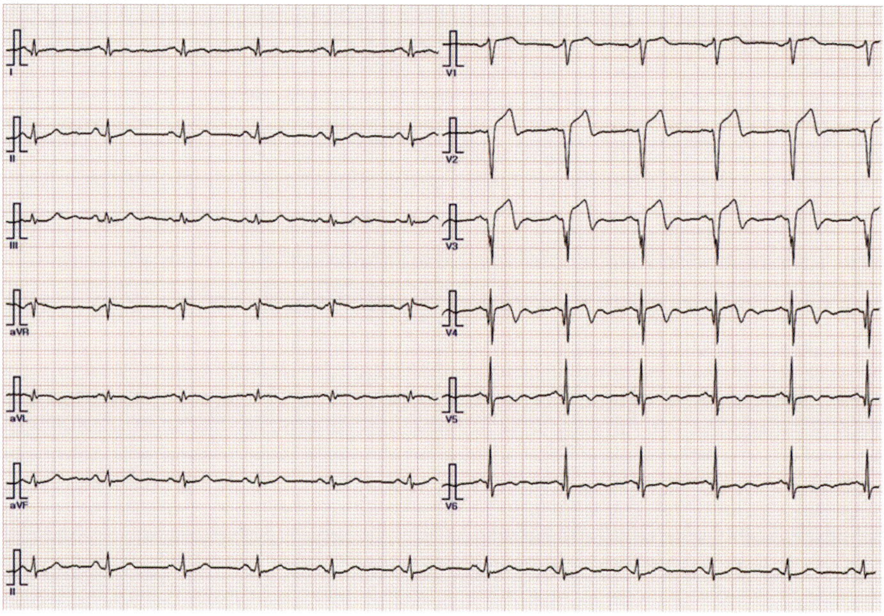

그림 36-3 Wellens' Sign

그림 36-2와 같은 환자의 3일 후 심전도이다. 이 환자는 제때에 재관류가 되지 않아 Q파와 ST분절 상승으로 변하였다.

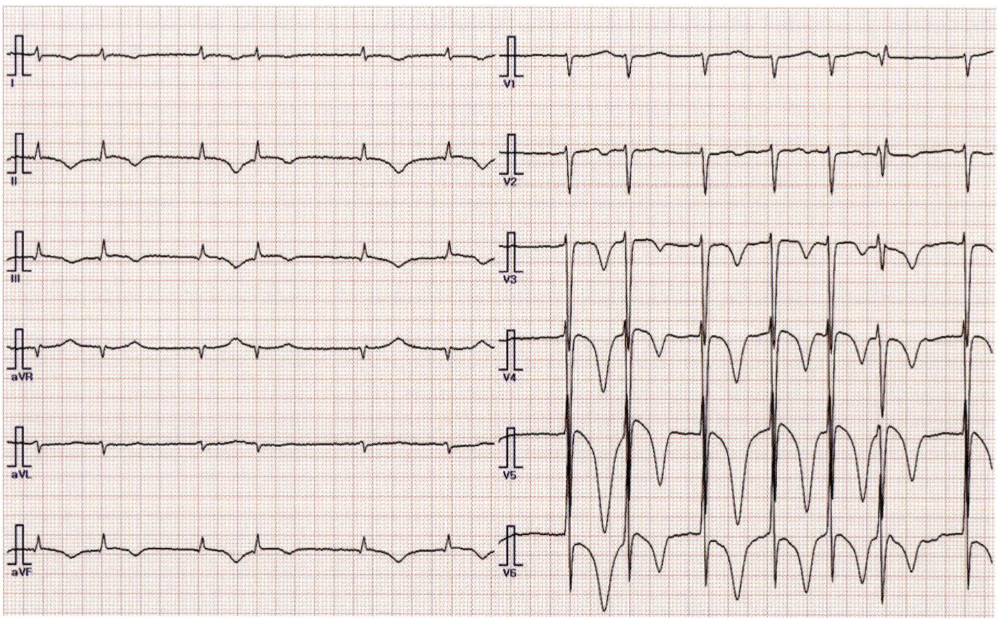

그림 36-4 Wellens' Sign

그림 36-2와는 다른 환자의 심전도이다. 이 환자의 리듬은 심방세동이고 흉부유도에 깊은 역위성 T파가 관찰된다.

37
Chapter

심근경색에서 동반되는 전도 차단

이번 장에서는 전도계의 혈액공급에 대해 알아봅시다.

혈액공급의 차단으로 인해 전도계 이상이 발생하는 경우가 있나요?

급성심근경색에서 종종 동반되기도 합니다. 그림 37-1을 보면서 설명해 보겠습니다. 우관상동맥(right coronary artery, RCA)은 근위부에서 동방결절로 가는 혈관이 있습니다. 그리고 후하행지(posterior descending artery, PDA) 부근에서 방실결절과 히스속의 근위부로 혈액을 공급합니다. 좌전하행지(left anterior descending artery, LAD)의 근위부에는 히스속으로 가는 혈관이 있고, 원위부는 우섬유속(우각)과 좌전섬유속으로 혈액을 공급합니다. 좌회선지(left circumflex artery, LCX)는 좌후섬유속에 혈액을 공급합니다. 같은 방실차단이라 하더라도, RCA원위부 폐색인 경우는 심근경색의 범위가 작아서 예후가 좋고, 방실차단도 회복되는 경우가 많지만, LAD근위부 폐색인 경우는 심근손상의 범위가 커서 예후가 좋지 않습니다.

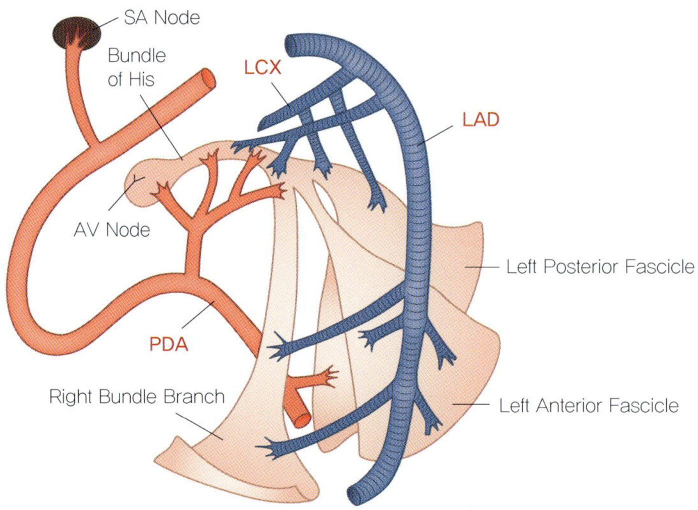

그림 37-1 전도계의 혈액공급

동방결절(SA node)은 우관상동맥에서 공급한다. 방실결절과 히스다발은 PDA와 LAD의 일부, LCX의 일부에서 공급받는다. 좌후섬유속은 LCX에서, 좌전섬유속과 우섬유속(우각)은 LAD의 근위부에서 공급받는다.
PDA, posterior descending artery; LAD, left anterior descending artery; LCX, left circumflex artery

흉통 환자에서 새로 생긴 좌각차단은 심근경색을 의심하라는 말을 들어본 적이 있는데요.

예전에는 그렇게 생각했지만, 최근 가이드라인에는 그러한 내용이 제외되었습니다. 새로 생긴 좌각차단이 심근경색에 의한 경우는 오히려 드물기 때문입니다. 그보다는 그림에서 보는 것과 같이 우각차단과 좌전섬유속 차단이 동반되는 경우가 더 많습니다. 이때도 광범위한 좌심실 손상을 의미하기 때문에 예후가 좋지 않습니다.

심근경색에서 동반된 전도차단을 그림 37-2, 3, 4에 예시로 설명하였으니 참조하기를 바랍니다.

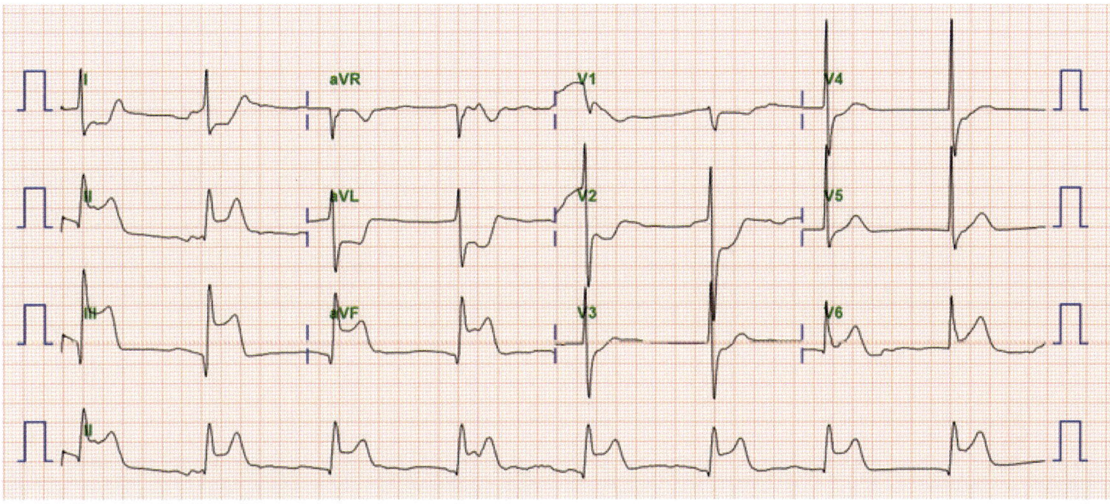

그림 37–2 **접합부 이탈율동이 동반된 급성심근경색**

맥박 '50회/분' 이하의 서맥이고 접합부 이탈율동(junctional escape rhythm)을 보이고 있다. 유도 II, III, aVF에서 ST분절 상승이 있고, I, aVL과 V1–3에 ST분절 하강의 역변화를 보이고 있어 급성하벽 심근경색으로 진단할 수 있다. 이 환자는 우관상동맥 폐색이 확인되었고, 재관류 후에 리듬은 동율동으로 회복되었다.

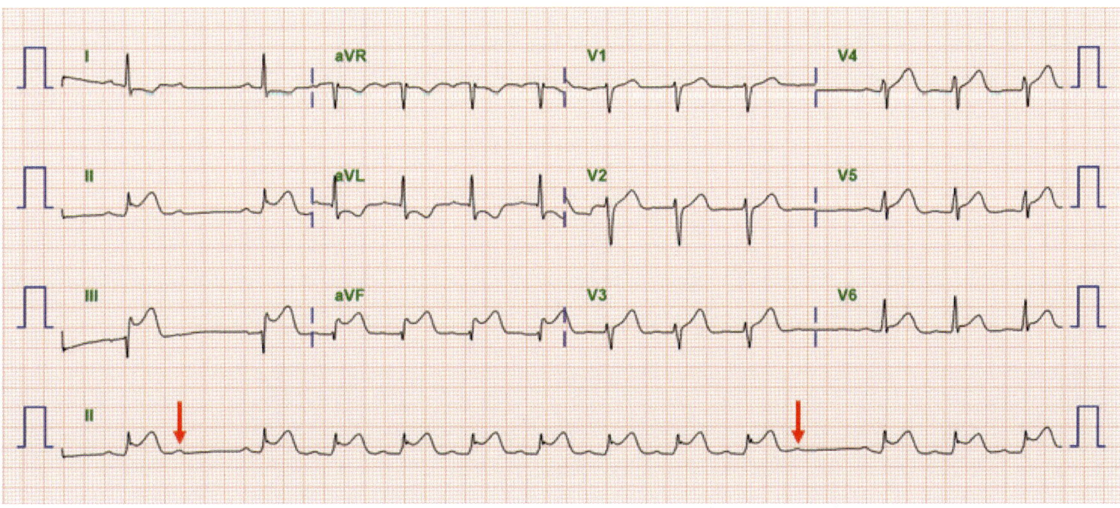

그림 37–3 **방실차단이 동반된 급성심근경색**

유도 II, III, aVF에서 ST분절 상승이 있고, I, aVL에 ST분절 하강의 역변화를 보이고 있어 급성하벽 심근경색으로 진단할 수 있다. 빨간 화살표 부위에 방실차단을 관찰할 수 있다. 이 환자는 우관상동맥 폐색이 확인되었고, 재관류 후에 방실차단은 소실되었다.

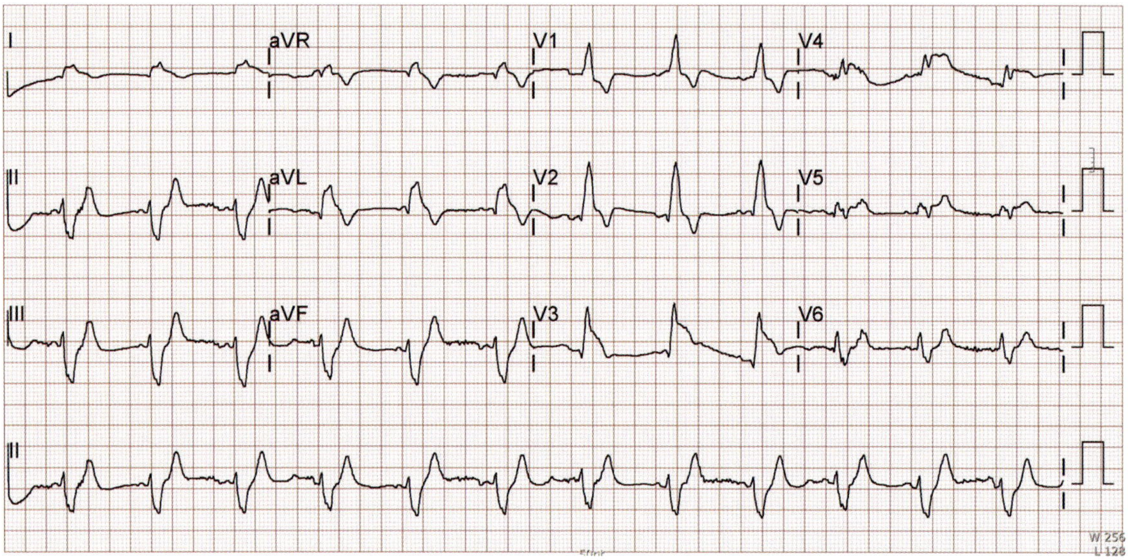

그림 37-4 우각차단과 좌전섬유속 차단이 동반된 급성심근경색

V1에서 우각차단이 관찰되고, 사지유도에서 좌측편위를 보여 좌전섬유속 차단이 동반된 것을 알 수 있다. 사지유도 I, aVL과 흉부유도 V2-5에서 ST분절 상승이 관찰된다. 이 환자는 좌전하행지 근위부의 폐색이 확인되었고, 재관류 후 전도차단은 호전되었다.

4기 차단 및 발작성 방실차단

(Phase 4 block & Paroxysmal AV block)

38 Chapter

드디어 마지막 장까지 왔군요. 이번 장에서는 4기 차단(phase 4 block)에 대해 알아봅시다. 심근의 활동전위에 대해 알고 있나요?

심근의 활동전위는 크게 0기에서 4기로 구분합니다.

그림 38-1의 A를 참조하여 설명해보세요.

먼저 4기는 휴지기(resting membrane potential) 상태에 머무르는 것을 말합니다. 이때 세포 외막과 내막 사이에는 -90 mV 정도의 전위차가 있습니다. 외부 전기자극이 주어지면 Na^+ 채널을 통해 Na^+이온이 들어오면서 활동전위가 급격히 상승합니다(Phase 0, 1). 이후 Ca^{2+} 채널을 통해 Ca^{2+}가 유입되고, 탈분극이 유지됩니다(Phase 2). 마지막으로 K^+ 채널이 열리고 K^+ 이온이 빠져나가면서 재분극되어 원래 상태로 돌아옵니다(Phase 3).

퍼킨지 시스템이 병들어 제 기능을 하지 못하는 경우는 세포막에서 전기가 새면서 −90 mV가 유지되지 못하고 휴지기 전위가 슬금슬금 올라갑니다. 전도가 일어나기 위해서는 적어도 −65 mV 이상의 전위차가 있어야 하는데, 이보다 음의 정도가 줄어들면(휴지기 전위가 상승하면) 전도계는 외부 전기자극에 불응하여 차단이 일어납니다. 이를 4기 차단이라고 합니다.

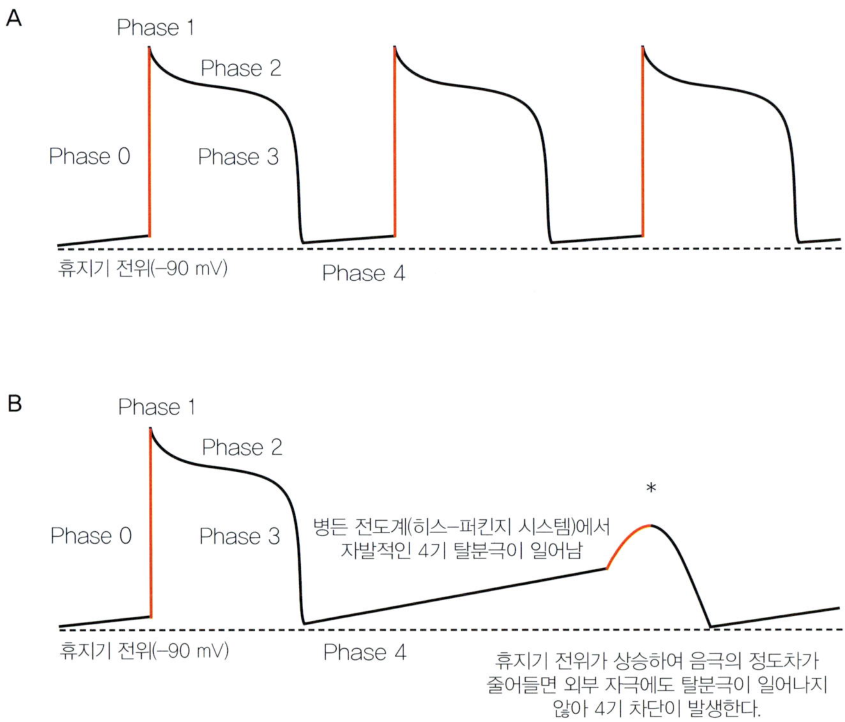

그림 38–1 심근의 활동전위와 4기 차단

4기는 휴지기가 유지되는 시기로 이때 외부 전기자극이 발생하면 0기가 시작되면서 심근수축이 일어난다(A). 병든 전도계가 있는 경우 서맥이 동반되면 휴지기에 세포막이 안정적이지 못하여 전기가 새면서 막전위차가 점차 줄어든다. 막전위가 과도하게 줄어들면 외부자극에 반응하지 않는데, 이를 4기 차단이라고 한다(B).

3기 차단과는 어떻게 다른가요?

3기는 재분극이 일어나는 시기로, 원래 외부 자극에 반응할 수 없는 불응기입니다. 따라서 이 시기에 조기박동이 일어나면 심근은 흥분할 수 없습니다. 히스속이 불응기일 때 PAC가 생기면 non-conducted PAC가 되고, 좌각 또는 우각이 불응기일 때 PAC가 생기면 편위전도가 일어납니다. 3기 차단은 전도계가 정상일 때도 일어날 수 있지만, 4기 차단은 병든 전도계에서만 발생한다는 것이 근본적인 차이입니다.

4기 차단이 발생하는 예를 들어 설명해 주세요.

발작성 방실차단이 좋은 예가 됩니다. 그림 38–2를 봅시다. 위쪽 심전도를 보면 PR

간격이 길어지면서 방실차단이 일어납니다. 오전 5시 41분이니까 수면 중일 수도 있겠네요. 수면 중이고 부교감 신경이 활성화된 일반적인 경우라면, Mobitz 1형의 방실차단이 나타날 것입니다. 즉, 파란색 화살표는 PR간격을 회복하면서 전도되는 것이 정상입니다. 이 환자는 두 번 연달아 방실차단이 관찰됩니다. 아래쪽 심전도는 8초 이상 방실차단이 지속됨을 보여주고 있습니다. 이런 발작성 방실차단을 4기 차단으로 설명할 수 있습니다. 임상에서 발작성 방실차단을 진단하기는 쉽지 않습니다. 빈도가 잦은 경우라면 홀터심전도에서 쉽게 나타나지만, 수개월에 한 번 정도 실신하는 환자라면 진단이 늦어지는 경우가 많습니다.

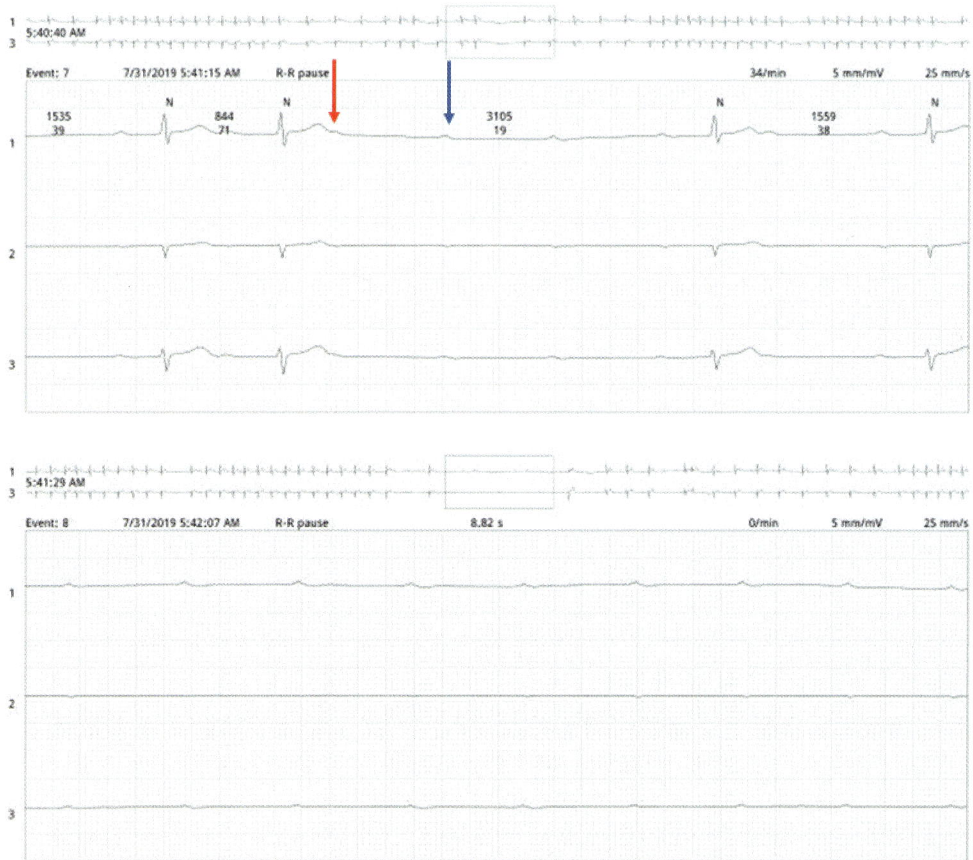

그림 38–2 **발작성 방실차단**

서맥과 함께 PR 간격이 길어지면서 방실차단이 발생하였다(빨간 화살표). 뒤따르는 P파(파란 화살표)는 전도되는 것이 정상인데, 연달아 방실차단이 일어났다. 아래쪽 심전도는 8초 이상 전도되지 않음을 보여주고 있다.

알기 쉬운 심전도 ④ - 제3판

심전도 한걸음 더 ECG One Step Further

당신을 전문가로 만들어줄 **심전도 지식 38개**

2025년 1월 10일 인쇄
2025년 1월 30일 발행

지은이 | 장성원

임프린트 | 도서출판 대한의학
발행인 | 신은주
책임편집 | 서선영
출판등록 | 2003년 9월 27일 제 25100-2014-000011호
발행처 | ㈜에스앤씨퍼블리싱
주소 | 서울특별시 구로구 디지털로 288 대륭포스트타워1차 1209호
전화 | (02)921-0653
e-mail | medbook2000@daum.net
홈페이지 | www.dhmbook.co.kr
www.medbook.co.kr

정가 | 20,000원
ISBN | 979-11-5590-300-1 93510